AF234694

Ich fühle mich gut! Schluss mit dem Diätwahnsinn

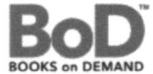

Franz Habegger

Ich fühle mich gut!
Schluss mit dem Diätwahnsinn

www.franzhabegger.at

Copyright @ 2018 Franz Habegger

Alle Urheberrechte, insbesondere das Recht der Vervielfältigung, Verbreitung und öffentliche Wiedergabe in jeder Form, einschließlich einer Verbwertung in elektronischen Medien, der reprografischen Vervielfältigung, einer digitalen Verbreitung und der Aufnahme in Datenbanken, ausdrücklich vorbehalten.

©_Coverbild: Fotolia Racle Fotodesign

Bibliografische Information der Deutschen Nationalbibliothek:
Die Deutsche Nationalbibliothek verzeichnet diese Publikation in der Deutschen Nationalbibliografie; detaillierte bibliografische Daten sind im Internet über http://dnb.dnb.de abrufbar.

Herstellung und Verlag: BoD – Books on Demand, Norderstedt
ISBN: 9783752829648

Themen

Vorwort

Schlank und rank, dieses Schönheitsideal wird uns von den Medien immer wieder vorgezeigt und wir streben danach, dieses Ziel auch mit unserem Körper zu erreichen. Von Jahr zu Jahr steigt die Kleidergröße und von der „idealen Bikinifigur" haben wir uns schon lange entfernt.

Hand aufs Herz: wer hat noch keine Diät probiert, um dem Schönheitsideal zu entsprechen? Viele Zeitschriften stellen in jeder Ausgabe eine neue – nun endlich wirksame – Diät vor. Von Schokoladendiät, Eier Diät bis hin zu einer Bier Diät. Will man sein Gewicht reduzieren, probiert man eifrig neues aus und verliert, mit etwas Glück, auch mal ein Kilo. Aber der „Jo-Jo – Effekt" schlägt jedes Mal gnadenlos zu und innerhalb kürzester Zeit hat man das verlorene Kilo und vielleicht noch ein zweites dazu, auf der Waage.

Unser Lebensziel sollte jedoch sein, sich im eigenen Körper gut und fit zu fühlen. Auch wenn ein paar Kilos zu viel auf der Hüfte sind. Es geht schließlich um unseren Körper in dem wir uns – so wie wir sind – wohlfühlen können.

In diesem Buch, will ich Ihnen daher keine weitere unsinnige Diät vorstellen und großartig erklären, wie wirksam diese ist und welche schlanken Stars auf diese Diät schwören.

Vielmehr will ich im Kapitel 1 mit den häufigsten Mythen rund um Ernährung und Diäten aufräumen und Ihnen wertvolle Tipps geben, um eine begonnene Diät auch erfolgreich abzuschließen. Weiters werden Sie erfahren, warum Diäten bei Ihnen bisher nicht funktioniert haben.

Im Kapitel 2 werde ich Sie informieren, wie man ganz ohne Diät durch das Leben geht. Eine gesunde Ernährung, kombiniert mit Bewegung, ist sicherlich der gesündere Lebensstil.

Im Kapitel 3 werde ich Ihnen als Motivationsschub kurz zusammenfassen, wie man seine Ernährung und Lebensgewohnheiten umstellt, um sich dauerhaft fit und gut zu fühlen

Kapitel 1
Warum funktioniert meine Diät nicht?

Fettverbrennungsmythen

Eine Diät durchzuziehen, ist nicht leicht und bei der Menge an Fettverbrennungsmythen, die herumschwirren, ist es oft schwierig zu unterscheiden zwischen effektiven Techniken und Strategien zur Gewichtsabnahme sowie in die Irre führenden Programmen und Taktiken, die nicht nur uneffektiv sind, sondern bisweilen auch gefährlich. Wie viele von diesen Mythen haben auch Sie geglaubt?

MYTHOS 1: TEILWEISE VERRINGERUNG GELINGT

Eine weit verbreitete Ansicht ist, dass die Konzentration der Übungen und des Gewichtstrainings auf spezielle Teilbereiche des Körpers in der Lage ist, die Fettmenge in eben diesem Bereich zu reduzieren.

In Wirklichkeit gibt es so etwas wie eine begrenzte Fettverbrennung nicht.
Sobald Sie anfangen zu trainieren, verlieren Sie Gewicht gleichmäßig über den Körper verteilt.

Genauso falsch ist die Annahme, dass eine hohe Zahl an Wiederholungen einer Übung mehr

Fett verbrennt. Tatsächlich führen weniger Wiederholungen mit größeren Gewichten zu verbesserter Fettverbrennung, und das in kürzerer Zeit.

MYTHOS 2: KALTE GETRÄNKE REDUZIEREN FETT

Das ist ein häufig anzutreffender Mythos, der tatsächlich glaubwürdig scheint, wenn Sie die zugrundeliegenden Überlegungen berücksichtigen.

Die Aussage lautet:
Sobald Sie kaltes Wasser trinken, beginnt Ihr Körper automatisch Kalorien zu verbrennen, um das Wasser zu erwärmen. Diese Kalorienverbrennung erfolgt so lange, bis sich die Wassertemperatur Ihrer Körpertemperatur angeglichen hat.

Zwar ist das Trinken von Wasser (jeglicher Temperatur) ein wichtiger Teil jeder Gewichtsreduzierung, aber rechnen Sie nicht damit, dass Sie vom Trinken allein Gewicht verlieren. Wasser ist wichtig für die Gesundheit, weil damit Schadstoffe aus dem Körper geschwemmt werden, aber Sie können allein durch Trinken keine Kalorien ohne gesunde Ernährung verbrennen.

MYTHOS 3: VERZICHT AUF GANZE LEBENSMITTEL-GRUPPEN FÜHRT ZU FETTVERLUST

Dieser Mythos ist ein bisschen verwirrend, daher die folgende Aufklärung. Das Vermeiden (oder zumindest Reduzieren) bestimmter Nahrungsmittel, die reich an Zucker sind, sollte grundsätzlich Teil Ihrer gesunden Ernährungsweise sein.

Sie müssen die Menge von Lebensmitteln, die reich an Fett (aber arm an Energie) sind, minimieren, wann immer das möglich ist.

Das Streichen ganzer Lebensmittelgruppen und die einseitige Ernährung durch einige wenige Lebensmittel, ist auf Dauer jedoch schwierig durchzuführen. Für eine wirklich gesunde Ernährung bedarf es einer abgerundeten Auswahl aus allen Lebensmittelklassen (Kohlenhydrate, Fette, Proteine, Vitamine).

MYTHOS 4: KALORIENARME ERNÄH-RUNG IST DER EINZIGE WEG, GE-WICHT ZU REDUZIEREN

Fast jede Diät propagiert, die Kalorienzufuhr zu senken und körperliche Betätigung zu erhöhen, was auch richtig ist. Ein Problem entsteht allerdings, wenn Leute glauben, die Kalorienzufuhr dramatisch zurückfahren zu müssen, um Gewicht zu verlieren und dann das Gewicht zu halten.

Es ist jedoch wichtig, die Kalorienaufnahme schrittweise zu reduzieren, so dass Ihr Körper nicht in den "Hunger-Modus" schaltet. Andernfalls glaubt er, es kommen schlechte Zeiten mit geringer Nahrungszufuhr auf ihn zu. Als Reaktion senkt er den Stoffwechsel, um Fettreserven aufzusparen, weil er „denkt": Bevor ich jetzt gar nichts mehr zu essen bekomme, dann gebe ich auch nichts ab und setzte jede auch noch so kleine Menge, die ich bekomme an (das ist seit Beginn der Menschheit so).

Sie müssen also aufpassen, dass der natürliche Stoffwechsel Ihres Körpers nicht unterbrochen wird, da dramatische Kalorien-Rückgänge zu einem vermindertem Stoffwechsel führen, die es schwerer machen, überflüssige Kilos los zu werden.

MYTHOS 5: IMMER ZU BESTIMMTEN ZEITEN TRAINIEREN

Dieser Mythos ist mir im Laufe der Jahre immer wieder begegnet. Während die „beste Zeit des Tages" Veränderungen zu unterliegen scheint, ist die Grundidee immer dieselbe geblieben: Man muss zu bestimmten Zeiten trainieren, um die besten Resultate zu erzielen.

Fakt ist, Sie müssen nicht immer früh am Morgen oder spät am Abend oder zu irgendeiner Zeit dazwischen trainieren, solange Sie überhaupt trainieren. Statt auf spezielle Zeiten, sollten Sie lieber den Fokus auf regelmäßige und konstante Aktivitäten legen. Für vielbeschäftigte Mütter oder Geschäftsleute ist es nicht immer leicht, bestimmte Zeiten einzuhalten. Nicht schlimm, denn die gute Nachricht lautet: Egal wann Sie trainieren, Ihr Körper verbrennt für das gleiche Pensum immer die gleiche Menge Kalorien, ungeachtet der Tageszeit.

MYTHOS 6: MAN MUSS XX MINUTEN TRAINIEREN, BEVOR ES ZU WIRKEN BEGINNT

Ich hatte diesen Mythos früher selbst geglaubt. Die Idee dahinter lautet, dass Ihr Körper erst eine Zeitlang "warm laufen" muss, bevor er in den Fettverbrennungsgang schaltet, weshalb alles unter xx Minuten nicht zählt.

Das ist kompletter Unsinn! Zwar sollten Sie während Ihres Trainings immer auf eine heiße Phase hinarbeiten (und auch langsam wieder runterfahren), aber tatsächlich verbrennen Sie Fett ab dem Moment, wo Sie beginnen!

MYTHOS 7: FETTVERBRENNENDE NAHRUNGSMITTEL, UM GEWICHT ZU VERLIEREN

Wenn Sie jemals ein Lebensmittel finden sollten, das zu sofortigem Gewichtsverlust führt, dann lassen Sie es mich bitte wissen!
In Wirklichkeit gibt es keine Nahrungsmittel, die augenblicklich Fett verbrennen. Es gibt lediglich bestimmte Lebensmittel, die Ihren Stoffwechsel erhöhen bzw. anregen (was letztendlich hilft, Gewicht zu verlieren).

Das wären zum Beispiel:

Fisch (lässt den Stoffwechsel bis zu 30% mehr arbeiten)

Gewürze: Peperoni, schwarzer Pfeffer, Kreuzkümmel, Zimt, Curry, Ingwer, Kurkuma

Avocado: Auch, wenn Avocados sehr reichhaltig sind, sind sie eine große Quelle von L-Carnitin. L-Carnitin spielt eine große Rolle in der Fettverbrennung.

Grapefruit: Die Bitterstoffe kontrollieren das Insulin im Körper. Das heißt: Grapefruit lässt den Blutzucker nicht ansteigen.

MYTHOS 8: PROTEINREICHE/ KOHLE-HYDRATARARME LEBENSMITTEL SIND AM BESTEN

Es ist schwierig, sich nur von solchen Lebensmitteln zu ernähren, die diese Anforderung erfüllen, denn Sie schränken damit die Auswahl der „erlaubten" Nahrungsmittel stark ein. Außerdem verlieren Sie zwar zunächst schnell an Gewicht, aber dann pendelt sich Ihr Körper auf einem bestimmten Level ein und Sie werden Schwierigkeiten haben, weiteres Gewicht zu reduzieren. Besser ist es, Sie folgen einem gesunden Ernährungsplan, der Nahrungsmittel aus allen Bereichen enthält. Damit haben Sie nicht nur mehr Flexibilität, Ihre Speisen zu-sammen zu stellen, sondern versorgen sich auch mit allen Vitaminen, Mineralstoffen und Spurenelementen, die Ihr Körper braucht.

MYTHOS 9: WENIGER ESSEN, MEHR VERBRENNEN

Wussten Sie, dass es eine "Sumo-Ernährung" gibt? Darunter versteht man, dass Sumo Ringer kaum tagsüber essen, sondern direkt vor dem Zubettgehen mit dem Zweck, ordentlich Kilos draufzupacken. Der Grund dafür ist nicht nur, dass Mahlzeiten nach 19 Uhr zu starker Ge-wichtszunahme führen (die Kalorien, die man am Ende des Tages zu sich genommen hat, werden in Fett umgewandelt, gleichgültig, was man gegessen hat), sondern auch weil wenig essen zur Verlangsamung des Stoffwechsels führt, wodurch Fettreserven angelegt werden.
Um Gewicht zu verlieren, ist es wichtig, den ganzen Tag über regelmäßig zu essen, mög-lichst 6-8 Mal (drei Mahlzeiten und gesunde Snacks alle zwei Stunden vermeiden Hungerge-fühl und halten den Körper in ständigem Fett-verbrennungszustand).

MYTHOS 10: AUF FETT VOLLKOMMEN VERZICHTEN

Dies ist nicht nur sehr schwer umzusetzen, es kann auch Ihre Gesundheit schädigen. Wir brauchen ein gewisses Maß an Fett zum Leben, zum Wachstum und zur Gesunderhaltung. Eine reduzierte Fettaufnahme hilft zwar abzunehmen, aber es ist schwierig, wenn nicht gar unmöglich, ganz darauf zu verzichten.

Alle Tipps in diesem Buch sind sicher und wirkungsvoll. Dennoch ist es angeraten, Ihren Hausarzt zu konsultieren, bevor Sie mit einer Diät, Nahrungsumstellung oder mit einem Training beginnen.
Es ist nie leicht, eine Diät durchzuhalten, denn es gibt einige Fallen, die einen aus der Bahn werfen und Dinge aus dem Ruder laufen lassen können.

Wer diese Gefahren kennt, kann vorbeugen. Wenn Sie die Probleme erkennen, bevor sie zuschlagen, können Sie sie leichter unter Kontrolle halten.
Die wichtigsten Garanten zum Erfolg bei jeder Art von Diät sind Ihre Fähigkeit, sich auf das Ziel zu konzentrieren, die Motivation aufrecht zu erhalten und zu wissen, wie Sie mit allen

Gefahren umgehen, die eintreten können. Um dazu in der Lage zu sein, müssen Sie diese im Voraus kennen und wissen.

Nachfolgend werde ich die fünf größten Diät-Rückschläge aufzeigen, die zu einem totalen Desaster führen können, aber auch, was Sie tun können, um sie zu vermeiden oder den Schaden zu begrenzen, wenn es passiert ist.

EMOTIONALES ESSEN

Das Diät-Desaster, das vielleicht den größten Schaden anrichtet, ist emotionales Essen. Essen aus Frust oder bei Stress kann verheerende Folgen für eine Gewichtsreduzierung haben, weil es schwer zu beherrschen ist, wenn es erst einmal begonnen hat.

Sie haben vielleicht schon einmal den Ausdruck "comfort food" gehört. Man verwendet ihn für Nahrungsmittel, die sich uns besser fühlen lassen, wenn wir deprimiert, verärgert, frustriert oder sonst wie emotional „down" sind.

In der Regel sind dies fettmachende Lebensmittel wie Schokolade, süße Backwaren, Hackbraten, Kartoffelpüree, Lasagne, Brathähnchen, Fastfood und andere kalorienreiche Speisen, die unsere Stimmung in stressigen Zeiten heben können. Diese Lebensmittel können desaströs für eine Diät sein. Sie sind reich an Kohlenhydraten, die den Blutzuckerspiegel außer Kontrolle geraten lassen. Dies kann zu essen über das Sättigungsgefühl hinausführen und ist sehr schwer zu stoppen, wenn es erst einmal begonnen hat. Manche Menschen fallen dem Essen aus Frust nur von Zeit zu Zeit zum Opfer, andere sind viel häufiger anfällig. Bei Menschen, die unter Depressionen leiden oder die sehr stressige (und auch überaus langweilige) Berufe haben, ist die Gefahr des emotionalen Essens besonders groß. Ohne gute Hilfestellungen ist es schier unmöglich, Stress-Essen unter Kontrolle zu bringen.

Sie müssen sicherstellen, dass Sie Freunde, Familienmitglieder, Arbeitskollegen, eine Selbsthilfegruppe oder sonst wie ein Netzwerk an Leuten haben, die Ihnen helfen, emotionalen Stress durchzustehen. Sie sollten auch lernen zu erkennen, wann Sie wirklich hungrig sind und wann Sie nur essen wollen, um eine emotionale Leere zu füllen. Wenn es emotionale Dinge gibt, die in Ihnen Gelüste auf Essen auslösen, müssen Sie jemanden aus Ihrem Helfer-Netzwerk kontaktieren. Sobald Sie gelernt haben, natürlichen Hunger zu unterscheiden, wird es erheblich leichter sein, Essen aus Frust in

Schach zu halten. Sie werden dann in der Lage sein, emotionale Fressgelage zu stoppen, bevor sie begonnen haben. Sobald Sie aber nachgeben, können die Gelüste allzu leicht unkontrollierbar werden. Es ist dann äußerst schwierig, sie zu beherrschen. Es gar nicht erst so weit kommen zu lassen, ist viel leichter.

PMS

PMS steht für prämenstruelles Syndrom (die Tage vor den Tagen). Frauen verstehen zweifellos ganz genau, wie sehr PMS den Appetit beeinflussen kann. Wenn der Körper sich auf die Monatsregel vorbereitet, kann er Gelüste nach bestimmten Dingen entwickeln.

Teilweise hat das einen guten, natürlichen Grund wie zum Beispiel der Hunger auf rotes Fleisch oder Bohnen, welche Eisen enthalten, das gebraucht wird, um den Mangel daran nach dem Blutverlust auszugleichen. Allzu oft sind es aber Kohlenhydrat- und fettreiche Lebensmittel wie Eiscreme, Schokolade, Kekse, Bonbons, Pizza, Pommes Frites, Kartoffelchips und andere fette Speisen. Das prämenstruelle Syndrom kann auch Depressionen und andere seelische Unausgewogenheit verursachen, die zu emotionalem Essen führen.

Das ist recht häufig im Zusammenhang mit PMS und dagegen kann man nicht viel tun. Wann immer PMS zuschlägt, ist es das Beste, sich genau so zu verhalten wie bei Frustessen: rufen Sie so schnell wie möglich jemand auf Ihrem Hilfe-Netzwerk an. Zusammen sind Sie in der Lage, diese Phase durchzustehen. Sie können Gelüsten aber auch hin und wieder nachgeben, wenn Sie sicher sind, dass Sie diese unter Kontrolle halten können. Der eine oder andere Riegel Schokolade kann helfen, dem Sturm zu trotzen, allerdings wirklich nur, wenn Sie sich sicher sind, nicht über Bord zu gehen. Wenn Sie genug Selbstkontrolle haben, ist während des prämenstruellen Syndroms gegen ein kleines Stückchen Kuchen, ein Eis oder einer kleinen Pizza nichts einzuwenden.

Gelüste
Gelüste können aus einer Reihe von Gründen entstehen. Manchmal werden Sie durch Dinge wie PMS und Depressionen verursacht, aber oft kann der Grund im einem Bedürfnis liegen. Das heißt, das Verlangen nach bestimmten Lebensmitteln kann physiologische Gründe haben. Wenn Sie beispielsweise Lust auf Dinge wie Spaghetti, Lasagne oder Pizza haben, könnten Sie in Wirklichkeit ein Verlangen nach To-

maten haben. Ihr Körper braucht vielleicht etwas, das in Tomaten enthalten ist – ein Vitamin oder ein Antioxidant wie Lycopin.

Manchmal können Sie ziemlich sicher sein, dass Ihr Körper NICHT aus gutem Grund nach etwas verlangt. Zum Beispiel sind süße Kekse ziemlich frei von jeglichem Nährwert; deshalb ist es unwahrscheinlich, dass Ihr Körper wirklich etwas braucht, das in diesen enthalten ist.

Wiederum andere Male mag es etwas schwierig sein herauszufinden, ob Ihre Körper nach etwas schmachtet oder ob er einfach nur den Geschmack des Lebensmittels vermisst. Wenn Sie einen Heißhunger auf etwas haben, von dem Sie denken, dass es eine Ernährungsgrundlage hat, dann versuchen Sie doch die Inhaltsstoffe zu analysieren, um dem wahren Grund auf die Spur zu kommen.

Wenn Sie zum Beispiel eine Begierde auf Erdbeertörtchen haben, dann sind die einzige diätetisch wertvolle Zutat die Erdbeeren selbst. Es könnte möglich sein, dass das Kalzium aus der Schlagsahne benötigen, aber das ist eher unwahrscheinlich, weil sie heute oft nicht aus Milch gemacht ist. Wenn Sie wirklich Lust auf Erdbeertörtchen haben, dann versuchen Sie es doch erst nur mit Erdbeeren, vielleicht mit etwas fettreduziertem Topping wie Joghurt. Das könnte schon Ihren Nährstoffbedarf decken, falls es einen gab, und es könnte auch Ihr Verlangen nach dem Geschmack befriedigen.

Es gibt fast immer Alternativen, die die gleichen Grundstoffe enthalten, aber gesünder sind.

Beispielsweise könnten Sie Spaghetti Soße ohne Pasta essen (oder mit Vollkornpasta, um das Spaghetti-Verlangen loszuwerden. Oder Sie könnten eine Scheibe Käse essen statt eines gegrillten Käse-Sandwiches.

Wenn das Verlangen dagegen anhält, handelt es sich höchstwahrscheinlich um ein psychologisches Verlangen, weil es Sie nach dem Geschmack des Lebensmittels gelüstet. Das bedeutet allerdings nicht, dass Sie eine psychologisch bedingte Lust nicht hin und wieder befriedigen dürfen. Ab und zu ein bisschen von dem zu naschen, worauf Sie Lust haben, hält Sie bei Laune, macht glücklich und lässt Sie die Diät durchhalten. Sie dürfen es nur nicht übertreiben. Sie sollten lernen, die Menge der Nahrungsmittel, die Sie zu sich nehmen, zu begrenzen. Wenn Sie lernen, vorsichtig zu sein und Gelüste und Heißhunger nicht das Kommando übernehmen lassen, dürfen Sie sich gelegentlich ein bisschen selbst verwöhnen.

Krankheit

Wenn Sie krank sind, kann es schwieriger sein als sonst, einer Diät treu zu bleiben. Denn da Sie sich schwach und unwohl fühlen, ist eine Diät normalerweise das Letzte, das Sie im Sinn haben. Außerdem braucht Ihr Körper zusätzliche Nährstoffe, um sich wieder zu erholen. Eine Krankheit lässt Sie oft überhaupt keinen Hunger oder Appetit haben, doch ist es wichtig zu essen, um stark zu bleiben. Sie müssen Ihr Immunsystem mit zahlreichen Vitaminen und Mineralien versorgen, damit es seine Aufgabe erfüllen kann.

ABER: Sie sollten gesunde Nahrung zu sich nehmen, kein Junk-Food. Auch wenn Sie sich müde und niedergeschlagen fühlen, das Wichtigste ist nun, dass Ihre Nahrung von höchstmöglicher Qualität ist. Wenn Sie sich wirklich schlecht fühlen, dann nehmen Sie leichte und flüssige Speisen zu sich wie Fleischbrühe, leichte Suppen, Früchte und Säfte. Und vor allem: Trinken Sie viel. Am besten sind zuckerfreie Getränke wie Tee und Wasser. Diese sind in der Regel arm an Fett und Kalorien und können Ihnen Energie geben, ohne müde zu machen.

Sobald Sie sich ein bisschen besser fühlen, essen Sie Herzhafteres, aber trotzdem Schonendes wie Vollkorntoast, braunen Reis, gedämpftes oder geröstetes Gemüse und kräftigere Suppen. Sie sollten sich weiterhin an Ihren Diätplan halten, aber sorgen Sie dafür, dass Sie nichts essen, das Sie sich schlechter fühlen lassen könnte.

Eine Krankheit kann eine Diät aus der Bahn werfen, wenn Sie es zulassen. Darum sorgen Sie dafür, dass Sie bei Kräften bleiben, indem Sie viel gesunde Nahrung zu sich nehmen. Wenn Sie Ihren Körper schwächen, weil Sie nicht genug essen, können Gelüste aufkommen, die Sie eventuell mit Junk- oder Fast Food stillen. Das könnte nicht nur Ihre ganze Diät gefährden, sondern auch Ihr Immunsystem schwächen, so dass es länger dauern könnte zu genesen.

Falls Ihnen Ihr Arzt spezielle Anweisungen gibt, was Sie essen dürfen, sollten Sie sie diese unbedingt befolgen. Machen Sie sich keine Sorgen, wenn diese Instruktionen Ihrer Diät widersprechen. Ihre Gesundheit ist wichtiger als die Diät! Sie können diese wiederaufnehmen, wenn Sie vom Arzt grünes Licht bekommen haben.

ZU WENIG ESSEN

Überraschenderweise ist eines der größten Probleme bei einer Diät, dass man zu wenig isst! Wenn man zu wenig isst, geht der Körper in eine Art Hunger-Zustand über, in welchem sich der Stoffwechsel verlangsamt, um wertvolles Körperfett zu schonen. Der Körper hat den Eindruck, dass eine Hungersnot droht. Also hortet er instinktiv Körperfett für den Fall, dass Nahrung knapp wird. Deshalb müssen Sie Ihrem Körper das Gefühl geben, dass genügend Nahrung vorhanden ist. Das heißt, Sie sollten oft und genügend essen. Wenn Sie Mahlzeiten ausfallen lassen, werden Sie hungrig und reizbar, und das macht Sie anfälliger, Heißhunger auf bestimmte, ungesunde Nahrungsmittel Sachen zu entwickeln. Außerdem wird Ihr Stoffwechsel immens runtergefahren. Ihren Stoffwechsel müssen Sie aber stets hochhalten, und das heißt, oft essen. Natürlich sollten Sie gesunde Nahrungsmittel essen, die wenig Kalorien haben, wodurch Sie häufiger und mehr essen können.

Sie sollten:
alle 2-4 Stunden essen
kleinere Mahlzeiten mit je 200-400 Kalorien essen
viele kalorienarme Früchte und Gemüse essen
Vollkornprodukte essen
nicht zu viel Zucker essen
niemals Mahlzeiten ausfallen lassen

Weiters sollten Sie sich eine Liste von sicheren Nahrungsmitteln anlegen, von denen Sie unbegrenzte Mengen verzehren dürfen. Lernen Sie diese entweder auswendig oder haben Sie sie in Griffweite. Das hilft Ihnen, jederzeit einen Snack ohne schlechtes Gewissen zu genießen.

Gesunde Nahrungsmittel
Äpfel
Birnen
Pflaumen
Pfirsiche
Beeren (alle Sorten)
Mangos
Kirschen
Buttermelonen
Honigmelonen
Wassermelonen
Trauben
Nektarinen
Karotten
Kopfsalat
Radieschen
Blumenkohl
Brokkoli
Sellerie
Gurken
Spinat

Anderes grünes Gemüse
Zuckerschoten
Tomaten
Paprika

Sorgen Sie dafür, dass Sie immer einige dieser Nahrungsmittel vorrätig haben, und ich möchte Ihnen raten, sie im Voraus vorzubereiten. Ich bereite meine Gemüse zu, sobald ich sie nach Hause bringe. Ich schneide die Spitzen ab, schäle, schneide in Stücke und lege sie in Plastikbehälter in den Kühlschrank, so dass ich nur noch zugreifen muss, wenn ich sie brauche.

Ein Grund für den Griff zu Fertigprodukten ist sicherlich, dass keine gesunden Snacks bei Hungerattacken vorbereiten sind. Manchmal fühlt man sich ein wenig müde oder ist zu faul und will dann nur zugreifen können und essen. Dann isst man lieber Kartoffelchips, statt 10 Minuten mit der Zubereitung eines Salats zuzubringen! Wenn aber ständig etwas Gutes zu essen vorbereitet ist, ist es viel wahrscheinlicher, dass ich Gesundes esse, wann auch immer mich der Hunger überkommt, statt nach irgendeinem fetten oder süßen Snack zu greifen.

Auf dass Sie schlanker und gesünder werden und wenn sie alles hier Geschriebene beherzigen, dann ist es auch nicht schlimm, wenn es dann auch mal ein Burger mit Pommes ist. Also, in diesem Sinne – Mahlzeit!

Kapitel 2
Wohlfühlen und Fit ganz ohne Diät!

Wenn Sie übergewichtig sind, ist das ein ernstes Problem. Extragewicht mit sich herumzutragen, macht Sie anfälliger gegenüber Herzproblemen, Diabetes, Hirnschlag und verschiedenen Krebserkrankungen. Es kann auch Auswirkungen auf Ihr Erscheinungsbild haben und dadurch Probleme mit Ihrem Selbstwertgefühl verursachen.

Sie verdienen es, gesünder zu sein und Gewicht zu reduzieren, das Sie ungesund macht. Was aber, wenn Sie wie ich sind und Essen lieben, so dass Sie allein schon den Gedanken hassen, Reisekuchen und Sojasprossen zu essen oder hungern zu müssen, um Gewicht zu verlieren?

Ich habe eine gute Nachricht für Sie! Sie müssen nicht hungern um abzunehmen! Viele Menschen assoziieren Gewichtsverlust mit ständig hungern müssen. Sie haben Angst abzunehmen, weil sie das frustrierende Hungergefühl vermeiden wollen. Und ja, oftmals denken viele Menschen, es sei besser, Übergewicht zu haben als zu hungern. Ich bin keine Ausnahme. Ich esse wirklich gern, daher wäre es unmöglich, ständig zu hungern, nur um dünn zu sein. Was für ein Leben wäre das, sich dauernd hungrig zu fühlen?

Unser natürlicher Instinkt lässt uns essen, wenn wir Hunger haben. Hunger signalisiert dem Körper, wann er essen muss. Er ist auch ein Signal an den Körper, dass er in Gefahr ist, so dass er Nahrung braucht. Unser Selbsterhaltungstrieb lässt uns als Reaktion auf Hunger-Gefühle alles verdrücken, was greifbar ist.

Unser Körper weiß nicht, dass wir in einer modernen Welt leben, in der es eine Fülle an Nahrung gibt. Er handelt noch genauso, wie wenn wir noch in der Wildnis lebten und unsere Nahrung erjagen müssten. Und es ist nicht klug, gegen den Instinkt zu arbeiten, der dazu gemacht ist, uns vor dem Hungertod zu bewahren.

Machen Sie sich auf eine Überraschung gefasst: Sie müssen nicht hungern, um Gewicht zu verlieren. Im Gegenteil, regelmäßige Mahlzeiten und satt sein ist hilfreicher, als einen gesunden mageren Essensplan einzuhalten um Ihre Ziele zu erreichen. Wenn Sie Ihren Hunger unter Kontrolle halten, vermeiden Sie, zu viel zu essen. Außerdem fühlen Sie sich nicht schlecht, frustriert und haltlos.

Diät und Gewichtsreduzierung sind Big Business heutzutage. Überall sieht und hört man

Anzeigen für Produkte zum Abnehmen, die erstaunliche Resultate versprechen. Die einen haben ihren eigenen Speiseplan, andere sind einfach nur kleine Pillen, die vorgeben, Fett zu verbrennen und verlangen, auf bestimmte Nahrungsmittel zu verzichten, um den Stoffwechsel des Körpers anzupassen.

Der Nachteil dieser Firmen und Diätpools ist, dass sie oft teuer sein können. Die Pillen, die Sie gegen Übergewicht einnehmen, können gefährliche Chemikalien enthalten oder viel Koffein, der Sie nervös und unkontrollierbar macht.

Das Positive dabei ist, dass eine Pille schnell geschluckt ist, und Ihnen beim Essen ein gutes Gefühl vorgaukelt. Wenn Sie an diesen Programmen teilnehmen wollen, ist das okay! Aber Sie sollten wissen, dass Sie alles, was angeboten wird, auch selbst tun können. Sie können Speisen zubereiten, die gesund sind und dazu auch noch toll schmecken. Sie können den gleichen Effekt erzielen wie diese Fettverbrennungspillen, Sie können Ihr eigenes Abnehmprogramm erstellen und Sie müssen dafür nicht hungern!

Auf den nachfolgenden Seiten verrate ich Ihnen einige Tipps und Tricks zur erfolgreichen Gewichtsreduzierung, ganz ohne Hunger.

Abnehmen ohne zu hungern ist ein Ziel, DAS SIE ERREICHEN KÖNNEN!

WARUM SIND WIR SO ÜBERGEWICHTIG?

Ich vermute, die einfachste Antwort ist Fastfood, aber das Problem liegt viel tiefer. Ja, das Vorherrschen von Fastfood Restaurants ist sicherlich nicht hilfreich.

Wie uns Morgan Spurlock mit schmerzender Wahrheit in seinem Film Super Size Me gezeigt hat, versorgen uns Fastfood Speisen mit Unmengen an Fett, Cholesterin und Kalorien. Ich empfehle dringend, sich diesen Dokumentarfilm anzuschauen, wenn Sie süchtig nach Fastfood sind – Dieser Film könnte Ihre Meinung danach radikal ändern!
https://de.wikipedia.org/wiki/Super_Size_Me
Bis zu einem gewissen Grad bieten diese Restaurants jetzt gesunde Alternativen in Form von Salaten, Jogurt, Kartoffeln statt Pommes frites und gegrilltes statt gebratenes Fleischs. Wenn diese Dinge jetzt auf der Speisekarte ste-

hen, warum verlieren wir dann trotzdem nicht an Gewicht? Die Antwort liegt in unserer Essenswahl. Diese Auswahl erstreckt sich auch auf zuhause.

Viele Menschen führen einen schrecklich stressigen Lebensstil und greifen viel zu oft zu Fertiggerichten, die große Mengen an Salz, Fett und andere ungesunde Bestandteile enthalten, die zur Gewichtszunahme führen. Wir neigen dazu, zu viel zu sitzen und schauen uns nach dem Abendessen lieber eine Lieblingssendung im Fernsehen an, als rauszugehen und einen Spaziergang zu machen, wie das früher war.

Diese Gewohnheiten werden unglücklicherweise von unseren Kindern übernommen. Als ich jung war, konnten wir es kaum erwarten, das Abendessen hinter uns zu bringen, damit wir wieder raus konnten um zu spielen, bis die Sonne unterging. Wir fuhren mit unseren Fahrrädern überall hin und schauten nur fern, wenn es regnete. Natürlich gab es damals auch noch kein 24 Stunden TV Programm auf zig Sendern.

Heute finden Sie Kinder eher am Computer oder vor einem Fernseher mit einem Videospiel-Controller in der Hand. Die Kids wissen mehr über die Charaktere der Spiele, als über die eigenen Familienmitglieder. Sie können Ihnen auch vieles über neue Produkte erzählen, die in den Werbespots auf Videoplattformen und im Fernsehen - vor und während des Filmes -gezeigt werden.

Ich sage nicht, dass Fernsehen SCHLECHT ist.

Tatsächlich können manche Sendungen gut und hilfreich sein, um Kinder klüger zu machen. Was ich sagen will, ist, dass Kinder mehr draußen sein sollten, als vor der Glotze und vor dem Computer. zu sitzen und Chips und zuckerhaltige Softdrinks zu konsumieren.

Statistiken bestätigen dies. 15 Prozent der Kinder und Teenager haben Übergewicht eine Zahl, die sich seit 1980 verdreifacht hat. Manche machen ihren schlechten Stoffwechsel für ihre überflüssigen Kilo verantwortlich. Bisweilen stimmt das auch. Jedoch hat das Center for Disease Control (CDC) bestätigt, was keiner so recht wahrhaben will: Wir sind übergewichtig, weil wir einfach zu viel von den falschen Nahrungsmitteln essen.

Eigentlich ist Abnehmen ziemlich einfach iss weniger, bewege dich mehr. Aber wir sind ziemlich taub für diese Botschaft. Hauptsächlich weil wir eine schnelle Lösung suchen, eine leichte, schmerzlose Methode, Kilos ohne Opfer purzeln zu lassen.

Abnehmen geht NICHT so einfach, oder doch?

Nein! Sie müssen einiges im Auge behalten: die Größe der Portionen, die Auswahl der Lebensmittel, Übungen, wie viele Übungen, welche Übungen usw. Aber sich Gedanken über all die Details zu machen, wird nicht sehr hilfreich sein. Sie müssen erst das große Ganze vor Augen haben, bevor Sie an die Einzelheiten gehen. Sie wollen die Extra-Kilos loswerden. Dafür gibt es viele, viele Wege. Aber bevor Sie auf die nächste Wunder-Diät warten, sollten Sie einige der erprobten und wahren Methoden versuchen, die ich Ihnen zeigen werde. Es ist nicht so gewaltig, wie Sie denken!

DER STOFFWECHSEL UND DAS GEWICHTSVERHÄLTNIS

Sie wissen wahrscheinlich, dass Ihr Stoffwechsel in Wechselbeziehung zu Ihrem Gewicht steht. Aber wissen Sie auch wie?
Im Allgemeinen glaubt man, dass der Stoffwechsel einer schlanken Person hoch ist, wäh-

rend der einer übergewichtigen Person niedrig ist. Aber das ist normalerweise nicht der Fall. Der Stoffwechsel allein bestimmt nicht Ihr Gewicht. Vielmehr ist das Körpergewicht abhängig von der Summe der konsumierten Kalorien minus der verbrannten Kalorien. Nehmen Sie mehr Kalorien zu sich, als Ihr Körper braucht, dann nehmen Sie zu. Konsumieren Sie weniger, nehmen Sie ab. Der Stoffwechsel ist also der Motor, der diese Kalorien verbrennt, und der Maßstab, der Ihren Energiebedarf reguliert.

Vereinfacht ausgedrückt ist der Stoffwechsel der Prozess, durch den Ihr Körper Nahrung in Energie umwandelt.
Während dieses biochemischen Vorganges werden Kalorien aus Kohlehydraten, Fett und Proteinen mit Sauerstoff kombiniert, um die Energie zu gewinnen, die Ihr Körper braucht, um zu funktionieren. Die Anzahl der Kalorien, die Ihr Körper jeden Tag verbraucht, ist Ihr Gesamtenergie-Umsatz. Die folgenden drei Faktoren bestimmen diesen Gesamtenergie-Umsatz:

Grundbedarf: Auch wenn Ihr Körper im Ruhezustand ist, braucht er Energie für die Grundfunktionen wie Kraftstoff für Organe,

Atmung, Blutkreislauf, Einstellung des Hormonspiegels plus Aufbau und Reparatur von Zellen. Die Kalorien, die verbraucht werden, um diese grundlegenden Funktionen zu decken, sind Ihr Stoffwechsel-Grundumsatz. Normalerweise macht der Stoffwechsel-Grundumsatz den größten Teil des Energieverbrauchs aus, etwa zwei Drittel bis drei Viertel der Tageskalorien. Die Energie, die für diese Grundfunktionen benötigt wird, ist ziemlich konstant und ist nicht leicht veränderbar.

Nahrungsverarbeitung: Das Verdauen, Absorbieren, Transportieren und Speichern der Nahrung kostet ebenfalls Kalorien. Dies schlägt mit etwa 10% der Tageskalorien zu Buche. In den meisten Fällen ist der Energiebedarf Ihres Körpers zur Nahrungsmittel-Verarbeitung auch relativ stabil und ist nicht leicht veränderbar.

Körperliche Aktivität: Körperliche Aktivitäten wie Arbeiten, Tennis spielen, zum Laden gehen, hinter dem Hund herrennen und jede andere Betätigung verbraucht die restlichen Kalorien. Sie kontrollieren die Anzahl der verbrauchten Kalorien durch die Häufigkeit, Dauer und Intensität Ihrer Aktivitäten. Es scheint logisch zu sein, dass signifikante Gewichtszunahme oder Übergewicht auf einem niedrigen

Stoffwechsel beruht oder vielleicht sogar wegen Schilddrüsenunterfunktion (Hypothyreose).

In Wirklichkeit aber ist es sehr ungewöhnlich, dass Übergewicht auf niedrigen Stoffwechsel zurückzuführen ist. Und die meisten übergewichtigen Menschen haben auch keine zugrundeliegende Erkrankung wie Hypothyreose. Allerdings kann eine medizinische Untersuchung feststellen, ob eine Krankheit Ihr Gewicht beeinflusst.

Gewichtszunahme ist eher zurückzuführen auf einen unausgeglichenen Energiehaushalt höhere Kalorien-Aufnahme als der Körper benötigt. Um Gewicht zu reduzieren, müssen Sie demnach ein Energiedefizit erzeugen, indem Sie weniger Kalorien aufnehmen, den Kalorienverbrauch durch physische Aktivitäten erhöhen oder am besten beides gleichzeitig.

Wenn Sie und alle anderen Menschen körperlich und funktional identisch wären, wäre es einfach, den Standard-Energie-Bedarf zu bestimmen. Aber viele Faktoren bestimmen ihn, unter anderem auch Körpergröße und -beschaffenheit, Alter und Geschlecht. Um richtig zu funktionieren, braucht eine größere Körpermaße mehr Energie (mehr Kalorien) als eine kleinere. Auch verbrennen Muskeln mehr Kalorien als Fett. Je mehr Muskelgewebe Sie im Verhältnis zum Fettgewebe haben, desto höher ist Ihr Stoffwechsel-Grundbedarf.

Mit zunehmendem Alter nehmen die Muskeln ab und Fett hat einen größeren Anteil am Körpergewicht. Der Stoffwechsel verlangsamt sich also im Alter. Diese Veränderungen reduzieren Ihren Kalorienbedarf. Männer haben für gewöhnlich weniger Körperfett und mehr Muskeln als Frauen des gleichen Alters und Gewichts. Daher haben Männer im Allgemeinen einen höheren Stoffwechsel und verbrauchen mehr Kalorien als Frauen.

Sie können Ihren Stoffwechsel-Grundbedarf nur begrenzt ändern. Sie können aber Ihre täglichen Übungen erhöhen, um Muskelgewebe aufzubauen und dadurch mehr Kalorien zu verbrennen. Ihr Stoffwechsel beeinflusst Ihren Energiebedarf, doch ist es Ihre Nahrungsaufnahme und Ihre physische Aktivität, die letztendlich Ihr Gewicht bestimmt.

Wie jede andere Aufgabe erfordert Abnehmen Engagement und Motivation, um Erfolg zu haben. Das heißt, Sie brauchen die richtige Einstellung.

DIE RICHTIGE EINSTELLUNG

Ob Sie es glauben oder nicht, aber der psychologische Faktor ist mit im Spiel, wenn Sie versuchen abzunehmen. Wir können das mit den Anfeuerungsrufen beim Sport vergleichen, die Sie manchmal brauchen, um Erfolg zu haben.

Betrachten Sie Ihre Gewichtsreduzierung als Ihren eigenen, persönlichen Sportkampf. So wie Sie die Grundlagen einer Sportart und seine Spielregeln kennen müssen, genauso müssen Sie auch die richtigen Informationen über Ihre Diät bekommen, um sie effektiv zu machen. Wenn Sie alle Werkzeuge haben, die Sie benötigen, können Sie in fast allem, was Sie im Leben versuchen, Exzellentes erreichen. Eines dieser Werkzeuge ist die richtige Einstellung.

Sie gibt Ihnen Motivation, Engagement und die Fähigkeiten, die Sie brauchen, um die Hindernisse, Versuchungen und Ablenkungen zu überwinden, die Ihnen in die Quere kommen. Denken Sie, das klingt für Sie zu sehr nach New Age? Dann denken Sie noch einmal darüber nach!

Wenn Sie die richtige Psychologie während Ihrer Abnehm-Reise besitzen, dann machen Sie es leichter und aufregender und sind in der Lage, Veränderungen zu einem gesünderen Lebensstil zu entwickeln, die von Dauer sein werden.

Ihre Einstellung kontrolliert Ihr Verhalten, Ihr Handeln und Ihre Gedanken. Wenn Menschen heranwachsen, entwickeln sie Gewohnheiten und Assoziationen, die ihr Leben bestimmen. Die meisten dieser Gewohnheiten werden durch Ihr Unterbewusstsein kontrolliert, was Sie im Allgemeinen nicht bemerken. Ihr Unterbewusstsein kann aber Ihre Bemühungen sabotieren was Sie ebenfalls nicht bemerken. Dies kann nachteilig sein für Ihre Bemühungen abzunehmen.
Die richtige Einstellung hat zur Folge, dass Sie verschiedene Techniken und Strategien benutzen, um Ihr Verhalten zu kontrollieren, indem Ihre Gedanken und Handlungen überwacht werden.

Wenn Sie diese Einstellung gefunden haben, können Sie besser schlechte Angewohnheiten und Assoziationen ersetzen durch neue und positive Angewohnheiten, die es Ihnen ermöglichen, Gewicht zu verlieren und glücklicher zu sein! Die rechte Einstellung zu entwickeln, geschieht nicht über Nacht. Es bedarf schon etwas Mühe, doch letztendlich ist es die Zeit wert, die man aufgewendet hat. Sie müssen Ihr Verhalten und Ihre Fortschritte regelmäßig beobachten. Manchmal ist es leicht, andere Male wieder nicht. Aber die gute Nachricht ist, dass es leichte Möglichkeiten gibt, sich in die richtige Einstellung zu versetzen.

Schreiben Sie Ihre Ziele auf sagen Sie sich selbst, welches Gewicht Sie erreichen möchten. Wenn Sie gerade dabei sind, schreiben Sie gegebenenfalls auch andere persönliche Ziele für Ihr Leben auf. Da Sie dabei sind, etwas Großes anzupacken, wie Ihr Gewicht zu reduzieren, können Sie Ihre Bemühungen gleichzeitig auch auf andere Aspekte Ihres Lebens ausdehnen, solange Sie die Motivation und den Antrieb haben.

Spezifizieren Sie Ihre Ziele. Wenn Sie sie nur allgemein beschreiben, verharmlosen und schwächen Sie Ihre Ziele. Ihre Ziele SIND WICHTIG. Machen Sie sie wichtig und zu Ihrer Lebenseinstellung!

Geben Sie sich ein Zeitlimit. Sie wollen abnehmen. Sie wollen das erreicht haben bis Weihnachten oder bis zur Hochzeit oder bis zum nächsten Klassentreffen. Wenn Sie sich einen Zeitrahmen setzen, geben Sie sich selber ein Ziel vor, auf das Sie hinarbeiten, und wie gesagt: Ihre Ziele SIND WICHTIG!

Machen Sie diese Ziele messbar und erreichbar. Denken Sie nicht in ZU großen Kategorien und nehmen Sie sich nicht mehr vor, als Sie im Stande sind zu erfüllen. Wenn Sie 10 Kilo abnehmen möchten, dann erwarten Sie nicht, dass dies in ein paar Wochen zu bewerkstelligen ist. Geben Sie sich selbst genügend Zeit, die Ziele auf gesunde Art und Weise zu erreichen. Sie können Ihr Ziel auch in kleinere Etappen unterteilen. Sagen Sie sich z.B., dass Sie 2 Kilogramm innerhalb des nächsten Monats loswerden wollen. Dann nehmen Sie sich dasselbe im darauf folgenden Monat vor. Schließlich erreichen Sie Ihr Ziel und fühlen Befriedigung, dass Sie jetzt leichter und glücklicher sind als zuvor.

Konzentrieren Sie sich auf diese Ziele jeden Tag. Hängen Sie Notizen mit Ihren Zielen an den Kühlschrank. Schreiben Sie diese in Ihren Terminkalender. Klemmen Sie sie an den Blendschutz in Ihrem Auto. Wenn Sie sich auf Ihre Ziele konzentrieren, behalten Sie sie auch immer im Kopf und wenn sie dort an erster Stelle stehen, sind Sie auf einem guten Weg, diese auch zu erreichen.

Bleiben Sie unter allen Umständen diesen Zielen verpflichtet. Es gibt einen Grund, warum Sie diese Ziele erreichen wollen. Wenn Sie ihnen treu bleiben, sind diese Ziele im Fokus Ihrer Gedanken und somit leichter zu verwirklichen.

Der Kampf mit unserem Stoffwechsel während wir altern, kann nicht verleugnet werden. Unser Stoffwechsel, der die Nahrung in Energie umwandelt, lässt mit jedem weiteren Lebensjahr nach. Wenn wir unsere Essgewohnheiten nicht anpassen und unsere Übungen, um zu kompensieren, legen wir langsam und kontinuierlich zusätzliche Kilos zu. Ob es uns gefällt oder nicht, aber die Realität ist nun mal, dass wir einige Gewohnheiten ändern müssen, um unser Gewicht zu halten.

Wenn Sie immer einen Schritt zur selben Zeit machen, dann können Sie grundlegende Dinge ändern. Hören Sie auf, sich zu sagen: „Ich schaff' das nicht". Sie KÖNNEN sich neue gesunde Essgewohnheiten aneignen und antrainieren!

Wenn Sie ein neues Denken bezüglich Gewichts-Reduzierung entwickeln, erreichen Sie Ihre Ziele und realisieren den Erfolg. Stecken

Sie sich ein Ziel, verwandeln Sie sich in die Person, die Sie sein wollen und leben Sie das Leben, das Sie verdienen. Uns ist die Macht der Träume nicht ohne die Kraft und die Fähigkeit gegeben, diese Träume auch zu verwirklichen. JETZT ist es Zeit zu beginnen!

DIE DIÄT DER UNTERNEHMEN UND DIE MODE DIÄTEN

Wir beginnen hier mit den eindeutigen Worten, dass wir denken, dass viele dieser Unternehmen wie Jenny Craig und Weight Watchers ihre definitiven positiven Aspekte haben. Sie weisen Menschen einen Weg, auf gesunde Weise abzunehmen, indem sie ihnen Nahrungsmittel anbieten, die man essen kann und die die empfohlene Kalorienmenge haben. Sie geben auch Unterstützung und Ratschläge während des Abnehmens.

Ihr Nachteil ist aber, dass sie ziemlich teuer sein können, wenn Sie die Faktoren Mitgliedsgebühren und Speisen einbeziehen. Viele dieser Unternehmen erwarten, dass man ihre abgepackten Nahrungsmittel für alle Mahlzeiten kauft, und das kann recht kostspielig werden. Sie sind eine gute Option für solche Leute, die sich deren Diätpläne leisten und diese durchziehen wollen.

Es sind in den letzten Jahren auch viele, viele Mode-Diäten wie Pilze aus dem Boden geschossen, die schnellen Gewichtsverlust versprechen, solange man sich an die jeweiligen Empfehlungen hält. Einige können jedoch sogar gefährlich sein und sollten sorgfältig geprüft werden, bevor man sie durchführt.

Eine solche Diät ist meiner Meinung nach der Kohlenhydratarme Atkins Diät Plan. Manche Menschen gelang es damit abzunehmen, andere wiederum berichteten von ernsthaften Gesundheitsproblemen. Kohlenhydratarme Diäten können zu schneller Gewichtsreduzierung führen, aber das neue Gewicht zu halten, ist sehr schwierig, wenn die Diät nicht strikt eingehalten wird. Unter anderem wegen seiner Forderung viel Protein, keine weißen Nahrungsmittel etc. wird man im Allgemeinen Lebensmittel essen, die fettreich sind, was den Cholesterinspiegel erhöhen kann.

Einige der Ansprüche von Menschen, die sich für Low-Carb-Diäten (Kohlenhydratarme Diäten) stark machen, sind einfach nicht zu halten. Aufgrund der Art des Diät-Plans wird man durch den Verzicht auf Kohlenhydrate schnell Gewicht verlieren, aber man wird nicht in der Lage sein, das Gewicht zu halten, sobald man diese Kohlenhydrate wieder in die Ernährung mit einbezieht. In der Tat, je länger man auf Low Carb Diät war, desto schneller wird man anschließend wieder sein altes Gewicht bekommen.

Kohlenhydrate stellen eine Möglichkeit für Ihren Körper dar, Nahrung in Energie umzuwandeln. Wenn Sie auf diese Kohlenhydrate verzichten, werden Sie feststellen, dass sich Ihr Energie-Level senkt und dass die Muskeln an Spannkraft verlieren und abbauen. Diese Diäten empfehlen, dass man viele Proteine essen soll, also hauptsächlich Fleisch und Fisch. Doch sind sie oftmals reich an Fett. Zu viel Fett verzehren kann aber zu Gesundheitsproblemen führen wie Herz-Kreislauf-Krankheiten, Bluthochdruck und manche Krebsarten. JA, kohlenhydratarme Ernährung hilft, schnell Gewicht zu verlieren, aber machen Sie sich vollständig kundig, bevor Sie damit beginnen. Ein guter Ernährungsplan balanciert alles aus, was Ihr Körper braucht, um effektiv zu funktionieren.

Sie ziehen vielleicht auch eine der so häufig und überall angebotenen Fat Burner Pillen in Betracht. Es scheint mir geradezu, dass ich jedes Mal, wenn ich den Fernseher anmache, Werbung sehe von Leuten, die 20 Kilogramm in nur zwei Wochen abgenommen haben und nun in engen Badesachen im Fernsehen auftreten können und das alles mit Hilfe dieser fantastischen Diätpillen, die sie eingenommen hatten. Manche Leute haben großes Glück, dass sie durch diese Pillen Gewicht reduzieren konnten, aber es steckt auch ein Risiko darin. Denn diese Fettverbrennungspillen müssen nicht durch das Food and Drug Administration (FDA) getestet werden, bevor sie auf den Markt gebracht werden und werden meist als Nahrungsergänzungsmittel deklariert.

Wenn sich aber auf der anderen Seite herausstellt, dass ein Präparat gefährlich zu sein scheint, reagiert die FDA schnell um sicherzustellen, dass es aus dem Handel genommen wird. Dies passierte z.B. im Jahre 2003, als die FDA ein Produkt verbot, das Ephedrin enthielt, nachdem sich herausgestellt hatte, dass es zumindest teilweise für den Tod eines prominenten Sportlers verantwortlich war. Diese Pillen arbeiten auf verschiedene Art und Weise. Viele sind Appetitzügler und enthalten Phenylpropanoide oder Koffein. Andere sollen den Stoffwechsel steigern und dadurch Fett verbrennen, während man sich gleichzeitig weniger hungrig fühlt. Wiederum andere Pillen sollen die Fähigkeit des Körpers reduzieren, Fett zu absorbieren oder Gewicht reduzieren, indem sie Flüssigkeiten aus dem Körper ausleiten. Diese Pillen enthalten ein Diuretikum oder Abführmittel. Es ist sehr wichtig, dass Sie mit Ihrem Arzt sprechen, bevor Sie beginnen, irgendeine dieser Diätpillen zu nehmen auch diejenigen, die angeblich nur natürliche Stoffe beinhalten. Das gilt insbesondere, wenn Sie gesundheitliche Probleme haben. Denn diese Pillen könnten Medikamente beeinflussen, die Sie bereits einnehmen oder könnten Beschwerden verschärfen wie zum Beispiel Angstzustände.

Diätpillen können süchtig machen, also seien Sie vorsichtig, wenn Sie mit der Kur beginnen. Folgen Sie den Dosierungsanweisungen genauestens und achten Sie auf mögliche Nebenwirkungen aller Art.

Falls Sie irgendeine der folgenden Symptome erleben, stoppen Sie sofort die Einnahme der Pillen und konsultieren Sie Ihren Arzt:

Angstzustände oder Nervosität
Reizbarkeit
Schlaflosigkeit, Ruhelosigkeit, Hyperaktivität
Bluthochdruck
Beklemmendes Gefühl in der Brust
Herzklopfen
Fieber
Trockener Mund
Starke Kopfschmerzen
Schwindelgefühl
Verschwommene Sicht
Starkes Schwitzen
Störungen der Menstruation oder des Sexual-
triebes

Da Diätpillen rezeptfrei verkäuflich sind, liegt
es in der Verantwortung des Käufers, sie kor-
rekt zu verwenden. Manche Verbraucher nehmen dummerweise mehr als die empfohlene
Dosis ein in der Hoffnung, schneller Gewicht
zu verlieren, was aber sehr gefährlich ist! Eine
Überdosis kann Zittern, Atemnot, Krämpfe,
Nierenversagen oder Herzinfarkt verursachen.
Sie können Diätpillen nehmen und auf diese
Weise versuchen abzunehmen. Aber seien Sie
vorsichtig und folgen Sie genau den Anweisungen des Herstellers, damit Sie auf der sicheren
Seite sind.

Auch wenn Sie sie nehmen, müssen Sie Veränderungen in Ihrem Speiseplan vornehmen und körperliche Übungen durchführen, um Gewicht zu verlieren. Viele Menschen denken, sie können essen, was sie wollen, wenn sie diese Pillen einnehmen, aber das ist einfach nicht der Fall. Denken Sie immer daran, dass nichts so effektiv hilft, abzunehmen und das Gewicht zu halten wie eine vernünftige, ausgewogene Ernährung und Bewegung. Außerdem hilft Ihnen keine Pille, die notwendigen emotionalen und sonstigen Änderungen Ihres Lebensstils durchzuführen, um diese Extra-Gewicht loszuwerden.

ERSTE SCHRITTE

Sie können Gewicht auf vielerlei Art verringern. Sicherlich können Sie auch den Weg des Supermodells gehen und hungern, aber wer will das schon? Es gibt ein paar Dinge in Bezug auf Ernährung und Abnehmen, worüber sich die meisten Fachleute im Allgemeinen einig sind.
Sie müssen viel Wasser trinken. Die meisten Menschen trinken nicht genug. Cola und Kaffee zählen nicht! Ja, Sie sollten wirklich täglich acht Gläser Wasser à 250 ml trinken abhängig von Ihrem Gewicht eventuell mehr. Wasser ist ein natürlicher Appetitzügler. Wenn Sie ein

volles Glas Wasser vor einer Mahlzeit trinken, kann Ihr Magen einfach nicht mehr so viel Nahrung aufnehmen.

Nein, Sie nehmen nicht an Gewicht zu, wenn Sie viel Wasser trinken. Vielmehr ist es so: Wenn Sie den Tag über nicht genug Wasser trinken, dehydriert Ihr Körper. Wenn Sie dann endlich Wasser trinken, behält Ihr Körper es und legt Reserven für trockene Zeiten an. Das ist der Zustand, wo wir uns vom Wassergewicht aufgebläht fühlen. Wenn Sie Ihren Körper jedoch regelmäßig genügend Wasser zuführen, entsorgt er es auch wieder auf natürliche Weise. Ausreichend Wasser trinken gibt Ihnen den Vorteil der Hydration und Sättigung.

Sie sollten immer ausgewogene Mahlzeiten einnehmen. Es ist etwas, das wir in der Grundschule gelernt haben, dass wir aber jetzt wirklich als Erwachsene anwenden sollten die Grundnahrungsmittelgruppen.
Eiweiß (Proteine) und Kohlenhydrate sind wesentlich für eine gesunde Mahlzeit. Kohlenhydrate sind die Haupt-Energiequelle unserer Ernährung und Proteine verbrennen Fett. Als absolutes Minimum sollte jede Mahlzeit aus Protein und Kohlenhydrat bestehen.

Lassen Sie KEINE Mahlzeiten aus. Das Schlechteste, was wir beim Versuch abzunehmen tun können, ist, auf Mahlzeiten zu verzichten. Ich habe es unzählige Male gesehen: Aus der Motivation heraus, Gewicht zu reduzieren, beschließt jemand, nur noch zwei Mal am Tag zu essen. Doch Ihr Stoffwechsel braucht die Beständigkeit regelmäßiger Mahlzeiten. Bei unbeständigen Essenszeiten denkt der Körper, dass Hungerzeiten anbrechen. Also lagert er alles, was ihm zugeführt wird, als Fett ein. Energiereserve für schlechte Zeiten.

Schließlich: Bewegung. Sie können einfach kein Gewicht reduzieren, wenn Sie Ihren sitzenden Lebensstil beibehalten. Menschen, die sich bewegen, leben länger und fühlen sich besser. Und sie nehmen schneller ab. Aber: Halten Sie es einfach. Thomas Jefferson sagte: Der beste Vitalitätsspender des Körpers ist Bewegung, und von allen Bewegungen ist Gehen die beste. Es ist nie zu spät, in Form zu kommen. Wir geben Ihnen einen ganzen Abschnitt mit Übungen, aber Sie müssen kein Fitness-Studio besuchen und ein berühmter Bodybuilder werden. Denn es gibt zahlreiche Möglichkeiten, sich genügend Bewegung zu verschaffen im Bemühen, Gewicht zu verlieren.

Natürlich gibt es eine einfache Formel, Gewichtsverlust zu berechnen: Konsumieren Sie jeden Tag weniger Kalorien, als Sie verbrauchen. Wenn Sie beispielsweise 2.000 Kalorien am Tag aufnehmen und 2.500 Kalorien verbrennen, dann nehmen Sie ab.

Sie sagen vielleicht: "Warum reduziere ich nicht einfach meine Kalorienzufuhr deutlich, so dass ich nicht viele Kalorien zum Abnehmen verbrennen muss?" Nun, das würde wieder auf hungern hinauslaufen und ist überhaupt keine gute Idee. Es macht Sie schwächer, hungriger und hinterher essen Sie eine Menge. Ihr Körper braucht einfach Nahrung und Kalorien, um Energie zu bekommen. Sie müssen ausreichend essen, um nicht zu hungern und um diese Kalorien und ein paar mehr anschließend zu verbrennen. Auf der anderen Seite, wenn Sie genau die gleiche Menge Kalorien verbrauchen, die Sie zu sich genommen haben, verändert sich nichts.

Das Geheimnis des Abnehmens ohne Hunger liegt in der richtigen Auswahl der Lebensmittel. Es müssen Lebensmittel sein, die arm an Kalorien sind, die aber Ihren Bauch befriedigen, so dass Sie nicht hungrig werden. Wir fanden eine sehr interessante Studie, die illustriert, wie die

Art und Weise, wie wir essen, unser Gewicht beeinflusst. Sie wurde von der New Zealand' s University in Auckland im Jahre 1999 durchgeführt.

Die Wissenschaftler teilten die männlichen Testpersonen in drei Gruppen. Jede Gruppe bekam Nahrung mit drei unterschiedlichen Fettanteilen (die täglichen Kalorien bestanden zu 60, 40 oder 20 Prozent aus Fett), aber es gab keine Kaloriengrenze. Den Teilnehmern wurde gesagt, dass sie von den angebotenen Speisen so viel essen durften, wie sie mochten. Wie erwartet, verloren die Männer, welche Nahrung mit 20% Fettanteil aßen, Gewicht, denn sie konsumierten weniger Kalorien. Fett enthält 9 Kalorien pro Gramm im Vergleich zu 4 Kalorien pro Gramm bei Kohlenhydraten und Proteinen. Das heißt, je mehr Fett die Nahrung enthält, desto mehr Kalorien besitzt sie auch. Doch trotz der kalorienärmeren Nahrung waren die Testpersonen dieser Gruppe überhaupt nicht hungrig.

Die Forscher entdeckten, dass die Männer der fettarmen Gruppe unbewusst kompensierten, indem sie Nahrung wählten, die das gleiche wog wie die der Männer in den höher fettigen Gruppen, und deshalb kein Hungergefühl hatten. Das lässt vermuten, dass das Gewicht der verzehrten Nahrungsmittel eine größere Rolle spielt als Fett oder Kalorien, um den Hunger zu befriedigen. Mit anderen Worten, man muss nicht fett- und kalorienreiche Nahrung essen, um sich satt zu fühlen, sondern der Magen muss das Gewicht einer bestimmten Menge von Lebensmitteln fühlen.

Es gibt verschiedene andere Untersuchungen, die zeigen, dass Menschen dazu tendieren, täglich die gleiche Menge Nahrung konsumieren, ohne zu berücksichtigen, ob die Mahlzeiten Fett oder Kalorien enthalten. Es ist, wie wenn der Magen eine innere Waage hat mit einem vorbestimmten Gewicht, das, wenn es erreicht wird, Sättigung anzeigt. Dies erklärt den Grund, warum man vor dem Essen ein Glas Wasser trinken oder einen Teller Suppe essen soll, um den Appetit zu begrenzen. Das erklärt auch, warum manche Menschen trotz fettarmer Nahrung zunehmen, wenn sie viele stärkehaltige Lebensmittel verzehren, die stark verarbeitet und arm an Ballaststoffen sind. Sie müssen viele Scheiben flauschiges Weißbrot essen, bevor Sie sich satt fühlen, während zwei Scheiben Vollkornbrot Sie schon so sättigen, als ob Sie den ganzen Laib geschluckt hätten. Mit dem Verzehr von ballaststoffreichen Lebensmitteln wie z.B. Haferflocken nehmen Sie weniger Kalorien zu sich, ohne sich hungrig zu fühlen (200 Gramm Haferflocken haben nur 120 Kalorien).

Wie also wählen Sie die richtigen Nahrungsmittel?

WAS JEDER ESSEN SOLLTE:

Wenn Sie den Versuch unternehmen abzunehmen, dann sollten Sie Nahrungsmittel wählen, die ein günstiges Gewicht-Kalorien-Verhältnis aufweisen. Sie müssen Lebensmittel essen, die viel wiegen, aber wenige Kalorien haben statt umgekehrt. Obst und Gemüse sind hierbei die großen Gewinner gemäß der Tafts University. Sie wiegen schwer wegen ihrer Ballaststoffe und ihrem Wassergehalt und haben doch wenige Kalorien.

So hat z.B. eine Tasse Melonen mit 150 Gramm nur 56 Kalorien. Etwa die gleiche Menge Spinat hat nur 42 Kalorien. Nun vergleichen Sie das mit drei Tassen gebuttertem Popcorn: das wiegt nur 90 Gramm und enthält 420 Kalorien oder, noch schlimmer, 30 Gramm Kartoffelchips, welche 152 Kalorien haben (wenn Sie davon 120 Gramm essen, würden Sie

608 Kalorien einladen, sich in Ihren Fettzellen zu Hause zu fühlen). Die meisten Snacks wiegen nicht viel, haben aber ganz sicher eine ganze Menge Kalorien. Das bedeutet, Sie können viel davon essen, ohne satt zu sein und ohne zu realisieren, dass Sie viele Extra-Kalorien zu sich nehmen, die Sie nicht benötigen.

Die meisten Kekse wiegen ca. 15 Gramm und enthalten 50 Kalorien. Wenn Sie 6 Kekse essen, haben Sie nur 90 Gramm Nahrungsmittelgewicht, aber schon 300 Kalorien verzehrt. Ein Schokoriegel ist nur 40-50 g schwer, hat aber 220 Kalorien. Ein kleines Croissant mit 60 g hat 230 Kalorien.

Nach einer Untersuchung der New Zealand University, sind Lebensmittel, die leicht an Gewicht, aber schwer an Kalorien sind, die schlechtesten, wenn Sie versuchen abzunehmen. Es ist eine Art Doppelbestrafung Sie sind immer noch hungrig, aber Sie haben bereits viele Kalorien gegessen. Wählen Sie lieber fettarme Lebensmittel mit dem gleichen Gewicht. Es kann auch ein großer Unterschied in Bezug auf Kalorienaufnahme sein, wenn zwei Menschen Lebensmittel von gleicher Art und gleichem Gewicht essen.

Wie das möglich ist? Ganz einfach, wenn Sie die Art der Zubereitung betrachten.

Hier einige Beispiele (alles auf 100 Gramm bezogen): Gekochte Kartoffeln haben 62 Kalorien, Pommes Frites 328 Kalorien. Sardinen in Tomatensoße enthalten 127 Kalorien, Sardinen in Öl dagegen 372. Thunfisch in Wasser hat 95 Kalorien, Thunfisch in Öl 309. Sie verstehen, was ich sagen will.

Vermeiden Sie, sich mit leichten (in Bezug auf das Gewicht), aber schweren (in Bezug auf die Kalorien) Nahrungsmitteln zu ernähren. Ich weiß, dass viele Menschen keine vollständigen Mahlzeiten essen wollen, weil sie denken: Wenn sich der Bauch voll anfühlt, haben sie auch viele Kalorien zu sich genommen. Darum denken diese Menschen fälschlicherweise, dass sie abnehmen, wenn sie etwas Leichtes wie Knusperkekse essen. Sie begreifen nicht, dass, nur, weil ein Nahrungsmittel wenig wiegt, es nicht auch automatisch wenige Kalorien enthält. Jemand kann leicht neun Kekse (420 Kalorien) essen und sich immer noch nicht gesättigt fühlen, was nicht verwunderlich ist, denn sie wiegen ja nur 90-100 Gramm.

Ob Sie es glauben oder nicht, aber Sie können eine sättigende Mahlzeit bestehend aus einer halben Tasse gedämpftem Reis, einer Tasse gekochtem Spinat, einem kleinen Stück Fisch und einer Schale Melonen für wenig Kalorien haben! Diese komplette Mahlzeit würde gut 500 Gramm wiegen, aber nur 378 Kalorien auf die Waage bringen. Durch Wahl der richtigen Lebensmittel können Sie leicht unnötige Kalorien einsparen, ohne hungern und entbehren zu müssen.

Sie sollten auch Ihre Kohlenhydrate etwas reduzieren, aber nicht komplett weglassen! Da effektive Gewichts-Abnahme von Bewegung und Aktivität abhängig ist, hätten Sie ohne Kohlenhydrate nicht die Energie, die Sie benötigen, um Kalorien zu verbrennen. Sie sollten mit einer Grunddiät beginnen, bei der mindestens die Hälfte der Kalorien aus Obst, Gemüse, Vollkorn und natürlicher Stärke kommen. Der Rest sollte aus fettarmen Proteinen wie Fisch, Hühnerfleisch und magerem Rind stammen. Ihr Körper muss ein gesundes Verhältnis von Kohlenhydraten und Proteinen bekommen. Vermeiden Sie Kohlenhydrate zur Nachtzeit. In regelmäßigen Abständen Kohlenhydrat-Tage einlegen, um Ihren Energie-Level zu steigern.

In Bezug auf Proteine fragen sich viele Leute, wie viel genug oder wie viel zu viel ist. Im Allgemeinen sagen Fachleute, dass man pro Mahlzeit 1 Gramm Protein pro Pfund Körpergewicht essen soll. Das scheint eine lächerlich große Menge an Eiweiß zu sein, aber denken Sie daran, dass wir über SCHLANKE Proteine sprechen. Außerdem beschleunigt Protein Ihren Stoffwechsel und Gewichtsverlust.

Das ist ein guter Augenblick, über Portionsgrößen zu sprechen. Als Daumenregel gilt, dass Sie nie eine Portion essen sollten, die größer ist als Ihre geballte Faust. Damit essen Sie genug, um ohne zu übertreiben satt zu werden. Gelüste sind der schlimmste Teil beim Abnehmen. Nehmen wir an, Sie lieben Kekse mit Schokostückchen darin, wie ich es tue. Wenn Ihnen danach ist, macht das Leugnen des Verlangens es nur stärker. Statt sich den Keks nicht zu gönnen, tun Sie es ruhig, aber übertreiben Sie es nicht. Nehmen Sie einfach nur ein Stück statt drei. Sie können sich mit Ihren Lieblings-Lebensmitteln verwöhnen, solange Sie es im Rahmen des Zumutbaren halten.

Die meisten Experten stimmen darin überein, dass nur drei traditionelle Mahlzeiten pro Tag KEINE gesunde Ernährung ist. Tatsächlich sollten Sie täglich mehrere Mahlzeiten essen. Sind das nicht gute Nachrichten? Dahinter steckt der Gedanke, dass man zu viel ist, wenn man zu hungrig ist. Um den Hunger zu besiegen, sollten Sie mehr Mahlzeiten mit kleineren Portionen als weniger Mahlzeiten mit größeren Portionen essen. Frauen wird empfohlen, fünf Mal am Tag zu essen, Männer sechs Mal. Versuchen Sie, diese Mahlzeiten mindestens im Abstand von 2 Stunden zu essen um sicherzustellen, dass Sie nicht zu hungrig werden.

Die Vorteile offenbaren sich von alleine, und zwar sind dies: höhere Stoffwechselrate, mehr Energie, weniger Speichern von Körperfett wegen kleinerer Portionen, Hunger und Gelüste sind reduziert, gleichmäßigere Werte von Blutzucker und Insulin, zum Muskelaufbau sind mehr Kalorien vorhanden, die Nährstoffe der Speisen werden besser absorbiert und verwertet. Doch Sie müssen sicherstellen, dass Sie auch die richtigen Lebensmittel essen.

VERBOTENE LEBENSMITTEL BEIM ABNEHMEN

Wir können unmöglich alle Lebensmittel aufzählen, die akzeptabel sind, wenn Sie versuchen, Gewicht zu verlieren. Der gesunde Menschenverstand sagt Ihnen aber, dass Pommes Frites absolut verboten sind und ein Apfel großartig ist. Wir haben uns daher auf diejenigen Lebensmittel konzentriert, die Sie nicht essen SOLLTEN. Das ist natürlich auch eine ellenlange Liste, darum behandeln wir die schlimmsten und nennen Ihnen möglichen Ersatz.

Getränke: Verzichten Sie auf alles, worin Koffein ist vergessen Sie auch nicht, dass viele Softdrinks Koffein enthalten. Koffein hat das gleiche Insulin stimulierende, Gewichtsverlust reduzierende Wirkung wie Aspartam (ein synthetisch hergestellter Süßstoff). Unglücklicherweise schließt das Kaffee mit ein. Halten Sie sich an entkoffeinierte Kaffees, Tees und Softdrinks.

Ebenso sollten Sie alle Getränke meiden, die Aspartam (Nutra Sweet), Fruktose-Maissirup oder raffinierten Zucker enthalten. Da Sie viel Wasser trinken müssen, um Gewicht zu verlieren, versuchen Sie Wasser mit einer Scheibe Zitrone oder Limette. Das kann sehr erfrischend und sättigend sein!

Alkohol ist tabu bei jeglicher Diät. Es ist OK, ein Glas Wein zum Abendessen zu trinken, aber nicht die ganze Flasche. Es gibt kaum einen besseren Weg, Pfunde drauf zupacken, als exzessiv Alkohol zu trinken selbst solchen, der weniger Kalorien hat. Maßvoll sein ist der Schlüssel bei alkoholischen Getränken!

Verpackte Fertiggerichte: Im Allgemeinen gilt: Sie sollten sich von vielen dieser Produkte fernhalten. Wenn die Inhaltsstoffe unaussprechlich sind, sollten Sie diese Produkte meiden. Mit anderen Worten, alles mit vielen Chemikalien auf der Zutatenliste ist nicht gut für Ihre Diät, und auch nicht für Ihre Ernährung.

Weißer Reis, auch wenn er sehr füllend ist, enthält Stärke, die Ihren Gewichtsverlust hemmen kann. Greifen Sie lieber zu braunem Naturreis.
Pasta ist auch nicht gut, weil Sie Stärke enthält. Nehmen Sie lieber Vollkornpasta. Sie schmeckt genauso gut und ist viel besser für Sie!
Brot: Aus den gleichen Gründen wie bei Pasta und weißem Reis sollte weißes Brot vermieden werden. Vollkornbrot versorgt Sie mit den Kohlehydraten, die Sie brauchen und ist weniger verarbeitet als weiße Brotsorten. Stellen Sie sicher, dass das Brot, das Sie kaufen, aus Vollkornmehl statt aus weißem Mehr hergestellt ist. Glauben Sie mir, es macht einen Unterschied.

Wenn Sie mexikanisches Essen mögen, wählen Sie auch hier Vollkorn-Tortillas, wenn Sie Ihre Burritos, Enchiladas oder Tacos kaufen.

Konserven: Wiederum gilt: Alles, was in Dosen oder Gläsern ist, muss frei von unmäßigen Chemikalien sein. Wenn das Etikett Inhaltsstoffe mit mehr als vier Silben enthält oder wenn sie Bindestriche aufweisen, ist es mit Sicherheit nicht gut für Ihre Ernährung und Ihre Diät.

Industriell hergestellte Tomatensoßen oder Soßen auf Tomatenbasis enthalten unglaublich riesige Mengen an Zucker und Salz. Viel besser ist, wenn Sie diese Soßen selbst zubereiten, so dass Sie kontrollieren können, was drin ist.

Essen Sie kein Obst oder Gemüse aus Dosen. Wenn es in Dosen eingemacht ist, wurde es auch erhitzt und hat demzufolge auch die meisten nützlichen Nährstoffe verloren. Auch kann raffinierter Zucker enthalten sein, deshalb sollten Sie besser bei frischem Obst und Gemüse bleiben.

Wenn Sie Speiseöl zum Kochen verwenden müssen, nehmen Sie kaltgepresstes Olivenöl anstelle von Gemüse- oder Getreide-Öl.

Fleisch: Nehmen Sie ausschließlich mageres Fleisch zur Proteinaufnahme. Es ist allgemein bekannt, dass man versuchen sollte, auf rotes Fleisch wie Rindfleisch zu verzichten. Natürlich, wenn es Ihnen wie mir geht und Sie Steaks lieben, dann nehmen Sie nur ein mageres Stück und machen keine Portion größer als Ihre geballte Faust. Bevorzugen Sie frischen Fisch gegenüber solchen in Dosen und stellen Sie sicher, dass er von der fett ärmeren Sorte ist. Dazu gehört Lachs, Tilapia und Kabeljau. Panieren Sie Ihren Fisch auch nicht, kochen oder grillen Sie ihn, um eventuell verbleibendes Fett loszuwerden.

Weiße Hühnerbrust ist besser als dunkles Fleisch, denn das dunklere enthält mehr Fett. Das Gleiche gilt für Pute.

Thunfisch ist immer eine gute Wahl auch in der Dose. Aber er sollte in Wasser, nicht in Öl eingelegt sein!

Milchprodukte: Magermilch sollte Ihre erste Wahl sein gegenüber Vollmilch. Vermeiden Sie dennoch zu viel Milch zu trinken, weil es immer natürliche Fette enthält, was zu unnötigem Fett in Ihrem Körper werden kann! Unglücklicherweise ist Käse bei einer Diät auch nicht erlaubt. Doch Sie finden heutzutage in den meisten Geschäften fettarmen und fettfreien Käse. Aber verwenden Sie ihn trotzdem sparsam!

Eier sind in Ordnung bei Ihrer Ernährung und Diät, aber Sie sind besser dran, wenn Sie nur das Eiweiß und nicht das Eigelb verwenden. Ei Ersatzprodukte sind auch eine Alternative.

Fettfreier Sauerrahm ist in Maßen auch erlaubt, aber versuchen Sie, ihn durch Naturjogurt zu ersetzen.

Gemüse und Obst: Alles frische Gemüse ist gut für Sie. Es herrscht allgemein die Meinung, dass man jedes Gemüse essen kann, welches Ihnen schmeckt und trotzdem abnimmt. Das ist so ziemlich richtig solange Sie es richtig zubereitet haben. Es ist immer am besten, Gemüse zu dämpfen. Sie können es auch mit etwas Olivenöl beträufeln und im Ofen backen oder noch besser auf dem Grill oder in der Pfanne rösten.

Seien Sie vorsichtig, zu viele Früchte zu essen, die viel natürlichen Zucker enthalten wie beispielsweise Orangen und Pfirsiche. Weil der Zucker auf natürliche Weise vorhanden ist, ist er nicht schrecklich schlecht für Sie, aber Sie sollten dennoch nicht zu viel Zucken aufnehmen, da er in Fett verwandelt werden kann.

Etwas Wichtiges sollten Sie sofort tun, wenn Sie sich entschieden haben, Gewicht zu verlieren: Entfernen Sie aus Ihrem Kühlschrank und aus Ihren Schränken all die Nahrungsmittel, die Ihre Diät behindern können. Da heißt, werden Sie Chips, raffinierter Zucker, Dosenfrüchte usw. los.

Werfen Sie es aber nicht weg, spenden Sie es sozialen Einrichtungen. Glauben Sie mir, diese Organisationen sind glücklich mit allem, was Sie bringen, ernährungsfreundlich oder nicht!

Sobald Sie das getan haben, müssen Sie einkaufen gehen. Haben Sie keine Angst. Kaufen Sie einfach intelligent ein!

WIE WIR RICHTIG EINKAUFEN FÜR IHRE DIÄT

Wenn Sie versuchen abzunehmen, lautet die erste Regel beim Einkaufen: nur mit einer Einkaufsliste einkaufen und Sie sollten satt sein. Das ist extrem wichtig, damit Sie nicht Opfer Ihrer natürlichen Instinkte werden und diese leckeren Kekse greifen, die am Ende von Gang vier so verführerisch ausgestellt sind. Bleiben Sie dieser Liste treu.

Planen Sie, bevor Sie einkaufen gehen. Natürlich! Wenn Sie nicht geplant haben, wie können Sie dann eine Liste haben? Sie müssen sich entscheiden, welche Mahlzeiten Sie zubereiten und welche Zutaten Sie verwenden wollen. Stellen Sie sicher, dass Sie von den richtigen Portionsgrößen ausgehen, wenn Sie Ihre Mahlzeiten planen.

Planen Sie nicht nur fürs Abendessen. Sie erinnern sich: Sie essen mehrere kleine Mahlzeiten während des Tages; also berücksichtigen Sie auch das.

Wenn Sie zum ersten Mal einkaufen gehen für Ihr Abnehme vorhaben, könnte es eine gute Idee sein, jemand mitzunehmen, der Sie kontrolliert, während Sie durch die Gänge wandern. Das muss jemand sein, der Ihre Kämpfe um Gewichtsreduzierung kennt und der Sie dabei unterstützen kann. Das ist sozusagen Ihr Einkaufspolizist, also tadeln Sie ihn oder sie nicht, wenn er die Chips oder Kekse wieder aus dem Einkaufswagen herausnimmt. Vergessen Sie nicht, dass Sie seine Hilfe brauchen, also machen Sie keinen Ärger.

Geben Sie ihm/ihr Erlaubnis, Sie auf das Ziel fokussiert zu halten. Diese Person könnte auch schon in den Planungsprozess integriert sein, so dass sie eine bessere Vorstellung hat, was Sie wirklich versuchen zu erreichen.

Auf den nächsten Punkt können wir nicht ausdrücklich genug hinweisen:

ESSEN SIE IMMER VORHER, BEVOR SIE EINKAUFEN GEHEN!
Es ist eine altbekannte Tatsache, dass Sie mit knurrendem Magen anfälliger für Spontankäufe sind, die noch dazu schädlich für Ihre Diät Ziel sind! Lernen Sie, Etiketten zu lesen. Wie zuvor erwähnt müssen Sie Produkte meiden, die Zutaten enthalten, welche schlecht für Ihre Ernährung sind. Achten Sie auf den Fettanteil,

den Zuckeranteil, den Salzanteil usw. Stellen Sie sicher, dass Sie Gewichts freundliche Lebensmittel einkaufen, die Sie essen können, ohne sich Sorgen machen zu müssen. Vermeiden Sie Fertiggerichte. Auch wenn Sie schnell zuzubereiten sind und recht gut schmecken, so enthalten sie doch meist zusätzliche Kalorien, Fette und Kohlenhydrate, die Sie einfach nicht brauchen. Wenn es Sie zu den Diätgerichten in der Tiefkühlabteilung zieht, lesen Sie unbedingt die Inhaltsstoffe, bevor Sie kaufen!

Sie sind immer besser dran, wenn Sie Ihre Speisen selbst zubereiten. Das bedeutet zu planen, von Grund auf zu kochen. Wenn Sie denken, Sie haben nicht die Zeit dazu, dann denken Sie noch einmal nach. Wenn Sie selbst kochen, haben Sie die totale Kontrolle über die Zutaten (Salz, Zucker usw.) und außerdem erreichen Sie einen viel besseren Geschmack als Fertiggerichte.

Auch wenn es schmerzlich ist, können wir nicht genug betonen, dass Sie keine Lebensmittel mit leeren Kalorien kaufen sollten. Dazu zählen Chips, Kekse, Bonbons etc. Sie brauchen diese Verführer nicht und Sie enthalten absolut KEINEN Nährwert also meiden Sie diese!

Doch egal wie gut Sie essen, Sie brauchen auch Bewegung, um abzunehmen.

BEWEGUNG UND ABNEHMEN

Auch mit diesen Wunder - Diätpillen können Sie nicht abnehmen, wenn Sie nicht Ihre körperliche Aktivität steigern. Übungen in der einen oder anderen Form helfen, Kalorien zu verbrennen, die sonst in Fett und Extragewicht verwandelt werden. Deshalb müssen Sie einen effektiven Übungsplan entwickeln, der zu Ihren Fähigkeiten und Interessen passt. Die meisten Menschen betätigen sich nicht gerne sportlich. Für sie scheint das zu viel Mühe zu sein. Ja, es ist Mühe, aber sie muss nicht langweilig sein. Es gibt immer Möglichkeiten, sich zu bewegen, indem Sie Dinge tun, die Sie mögen.

Zunächst müssen Sie eine Aktivität wählen, die Sie mögen. Mögen Sie Rad fahren, wenn die Sonne am Himmel steht? Vielleicht entspricht Schwimmen mehr Ihrer Vorstellung von Spaß. Auch eine gute Runde Golf kann eine großartige Bewegungsform sein aber nur, wenn Sie den Golfbuggy in der Garage lassen!

Sobald Sie diese Aktivität gefunden haben, müssen Sie diese mindestens dreimal die Woche für wenigstens jeweils 30 Minuten ausüben. Je mehr Sie sich bewegen, desto mehr Kalorien verbrauchen Sie, aber Sie müssen es nicht allzu verbissen betreiben!

Beginnen Sie langsam und steigern Sie, wenn Sie sich stärker fühlen, bis Sie an dem Punkt sind, wo Sie denken, an der Leistungsgrenze zu sein. Es ist in Ordnung, intervallmäßig auszuruhen, um die inneren Batterien wieder aufzuladen, aber dann gehen Sie wieder zurück zu Ihrer Leistungsgrenze, bis die Zeit um ist.

Der ideale Übungsplan sollte irgendeine Form von Aerobic - Übungen für 30 Minuten einbeziehen. Dies könnte durch Teilnahme eines Aerobic-Kurses sein oder so etwas Einfaches wie ein flotter Spaziergang. Dadurch muss Ihr Herz kräftig pumpen, so dass Ihr Körper die Kalorien verbrennen kann, die Sie konsumiert hatten!

Wann sollten Sie die Art Übungen machen? Ob Sie es glauben oder nicht, es gibt keine beste Zeit, Ihr Training zu machen. Wir möchten Ihnen sagen, dass der wichtige Teil bezüglich Bewegung der ist, dass Sie rausgehen und es tun! Egal wann Sie trainieren, Sie werden immer Fett verbrennen, falls es ein gutes Training war. Aber um das Allerbeste herauszuholen, sollten Sie versuchen, morgens vor der ersten Mahlzeit zu trainieren.

Aerobes Training am frühen Morgen auf nüchternem Magen hat drei Vorteile gegenüber Training später am Tag.
Erstens sind Ihre Werte der gespeicherten Kohlenhydrate und der Muskel niedrig, wenn Sie morgens aufstehen. Dies liegt daran, dass Ihr Körper während der Nacht Kalorien verbrennt, die Sie am Abend zuvor verzehrt hatten, indem Energie für Körperfunktionen, die auch während des Schlafes ablaufen, zur Verfügung gestellt wird. Das hat zur Folge, dass Sie mit niedrigeren Werten für Kohlenhydrate und Blutzucker aufwachen, was die optimale Voraussetzung ist, Fett zu verbrennen anstelle von Kohlenhydrate.
Kohlenhydrate sind die Haupt- und bevorzugte Energiequelle Ihres Körpers. Wenn diese Quelle erschöpft ist, greift Ihr Körper auf die zweite Energiequelle zurück: Körperfett.

Wenn Sie Ihr Training oder Ihre Übungen nach dem Essen machen, verbrennt der Körper zuerst die Kohlenhydrate, die Sie verzehrt haben. Es dauert also länger, um an das Fett zu kommen, das Sie verbrennen wollen.

Der zweite Vorteil des morgendlichen Trainings ist der Nachverbrenner - Effekt. Sie verbrennen nämlich nicht nur Fett, solange Sie sich bewegen, sondern das setzt sich auch nach dem Training noch fort.
Eine intensive Beanspruchung des Herzens kann Ihren Stoffwechsel noch Stunden danach erhöht halten. Fitnesstraining am Abend gibt Ihnen nicht diesen Stoffwechsel-Schub, denn sobald Sie schlafen, fällt der Stoffwechsel dramatisch ab. Im Schlaf ist die Stoffwechsel-Leistung geringer als zu jeder anderen Zeit des Tages.

Der dritte Grund für Training am frühen Morgen ist ein emotional psychischer. Ihre körpereigenen Endorphine (Hormone) sind erhöht, wenn Sie trainieren. Sie heben Ihre Stimmung und geben Ihnen ein Gefühl der Erfüllung, was wahrscheinlich den ganzen Tag über anhält.

Training ist etwas, das viele als lästige Pflicht betrachten. Wir tendieren gerne dazu, Dinge, die weniger erfreulich sind, hinauszuschieben und ganz sein zu lassen. Wenn Sie sich aber zu Training am Morgen verpflichten, dann haben Sie es sozusagen aus dem Weg geräumt, Sie haben Ihren Kopf frei, daran zu denken, es später noch tun zu müssen. Außerdem ist es wahrscheinlicher, die Aktivität später am Tag ganz zu streichen, weil Sie müde sind oder sich nicht danach fühlen.

Es fällt Ihnen vielleicht schwer, aufzustehen und morgens zuerst zu trainieren. Nicht jeder ist ein Morgenmensch. Wie also können Sie sich motivieren, dass Sie aufstehen und sich gleich bewegen?

Zuerst sollten Sie sich daran erinnern, dass Sie Ihr Gewicht verringern wollen. Sie haben ein Ziel, das Sie zu erreichen versuchen. Das sollte Ihnen immer bewusst sein. Wenn Sie sich auf Ihr Ziel konzentrieren, sollte die Motivation auch kommen. Denken Sie an eine schwierige Aufgabe in der Vergangenheit, mit der Sie zu kämpfen hatten, aber gelöst haben. Erinnern Sie sich, wie toll Sie sich danach gefühlt haben. Eine Herausforderung zu bestehen, gibt Ihnen einen Schub.

Wenn die Aufgabe körperlich anstrengend ist, dann ist der Schub sowohl psychisch als auch physisch. Der Grund liegt darin, dass Ihr Körper Endorphine ausschüttet. Endorphine sind opiat ähnliche Hormone, die hunderte Male stärker sind als das stärkste Morphin. Außer, dass Endorphine durch SIE produziert werden, nicht in einem Labor. Endorphine erzeugen ein natürliches Hochgefühl, das Sie positiv euphorisch macht! Sie reduzieren Stress, verbessern die Stimmung, stärken den Kreislauf und lindern Schmerzen. Dieses Hochgefühl ist teilweise auch psychologischer Natur. Wenn Sie früh aufstehen und Ihr Training erledigen, spüren Sie ein Gefühl, das Ihnen einen guten Start in den Tag gibt! Es ist ein Gefühl der Vollendung und Erfüllung, das Ihnen über den Tag erhalten bleibt. Sie fühlen sich glücklich und weniger gestresst, wenn Sie wissen, dass Sie diese schwierige Aufgabe bereits hinter sich haben und genießen, was der Tag noch zu bieten hat!

So, Sie wissen nun, dass Training wesentlich ist bei jedem Abnehmprogramm, aber welche Art von Bewegung sollte Sie tun? Welches Training ist am besten? Wir sagten bereits, dass Sie etwas wählen sollten, das Sie mögen, damit Trainieren nicht so langweilig erscheint. Aber vielleicht fragen Sie sich, ob Sie ins Fitnessstudio gehen und schwere Gewichte heben oder einfach nur Walking machen sollen.

Es gibt wirklich keine allgemein gültige Antwort auf diese Frage. Ob Sie nun wieder alte Aerobic CDs ausgraben, ein Bündel Geldscheine für ein Laufband hinlegen oder einfach nur

Musik einschalten und ein paar Übungen im Wohnzimmer machen das Wichtigste ist, dass Sie sich bewegen.

Lassen Sie uns einen Blick darauf werfen, wie viel Kalorien welche Übungen verbrennen. Die nachfolgenden Zahlen geben die Kalorien an, die Sie bei der jeweiligen Aktivität in 30 Minuten verbrennen.

Diese Tabelle zeigt keine Werte für organisiertes Training, sondern für mehr angenehme Beschäftigungen wie Spazierengehen, Walking, Tanzen oder im Garten arbeiten Dinge, die viele von uns mögen.

Spaziergang 80 Kalorien, Schwimmen 100 Kalorien, Seilspringen 100 Kalorien, Bowling 108 Kalorien, Angeln 114 Kalorien, Golf 118 Kalorien, Tanzen 120 Kalorien, Tennis 120 Kalorien, Putzen (Hausarbeit) 125 Kalorien, Rasen mähen 125 Kalorien, Ski fahren 130 Kalorien, Aerobic 140 Kalorien, Gewichte heben 140 Kalorien, Gartenarbeit 160 Kalorien, Rad fahren 160 Kalorien, Reiten 255 Kalorien, Basketball 258 Kalorien, Circuit Training 260 Kalorien, Roller Skating 315 Kalorien, Laufen 325 Kalorien, Rudern 378 Kalorien, Treppen laufen 300-500 Kalorien, Sex 350 Kalorien

Fast alles ist eine fett verbrennende Aktivität wie Sie aus der obigen Liste ersehen können. Ja, selbst Sex haben, kann Kalorien kosten! Denken Sie jedoch daran, dass die genannten Zahlen für 30 Minuten Aktivität gelten!

Im Allgemeinen verbrennen Männer mehr Kalorien bei Sex als Frauen, aber wenn Sie diese Betätigung in Ihre Trainingskur mit einbeziehen wollen (was wir hoffen!), dann seien Sie ein aktiver Teilnehmer also nicht einfach hinlegen und denken, Sie verbrennen jetzt Kalorien.

DIE RICHTIGEN EINZELÜBUNGEN

Hier sind nun ein paar Vorschläge zu Übungen, die Sie zuhause machen können. Das Beste am Training zu Hause ist, dass Sie die Übungen machen können, selbst wenn Sie Fernsehen. Sie müssen nicht auf Ihre Lieblingssendung verzichten, um in Form zu kommen:

Hampelmann - 1 Minute
Kniebeugen - 15 bis 20 Mal
Liegestütze - So viele wie möglich
Auf der Stelle joggen, die Knie so hoch wie möglich heben und das 1 Minute lang
Superman mit dem Bauch flach auf den Boden legen, die Hände seitlich ausgestreckt. Beine

und Brust für 30 Sekunden anheben - 15 bis 20 Mal

Ausfallschritte - Füße flach auf den Boden stellen, dann abwechselnd mit einem Bein vor und zurück 15 bis 20 Mal

Torso Rotation Oberkörper Drehung - 20 Mal in jede Richtung

Seitenbeuten - 20 Mal in jede Richtung

Wandsitzen - Wie Kniebeuge, aber mit dem Rücken flach gegen die Wand - so lange so sitzen bleiben, wie Sie es aushalten können.

Und das ist es schon! Machen Sie das jeden Tag 30 Minuten lang und spüren Sie die Fortschritte.

EFFEKTIVE ÜBUNGEN FÜR DEN MUSKELAUFBAU

Sie brauchen noch mehr Training? Kein Problem! Hier sind drei Übungen, mit denen Oberschenkel, Gesäß und Bauch gestrafft werden können.

Außenschenkel Lift: Legen Sie sich auf die rechte Seite, wobei Schultern, Hüfte und Knöchel eine gerade Linie bilden. Heben Sie nun Ihr Bein langsam so hoch wie möglich, halten Sie die Position, dann wieder zurück in Ausgangsstellung. Zehn Wiederholungen, dann Seitenwechsel.

Innenschenkel Lift: Legen Sie sich auf Ihre linke Seite, wobei Schultern, Hüfte und Knöchel eine gerade Linie bilden und Ihr rechtes Knie einen Winkel von 90 Grad macht. Heben Sie nun Ihr linkes Bein langsam so hoch wie möglich, halten Sie die Position, dann wieder zurück in Ausgangsstellung. Zehn Wiederholungen, dann Seitenwechsel.

Bauchbeugen: Legen Sie sich auf den Rücken, die Füße flach auf dem Boden, so dass die Knie angewinkelt sind. Die Hände sind hinter dem Kopf. Heben Sie langsam Schultern und Oberkörper, kurze Pause, dann zurück in Ausgangsposition. Zehn Wiederholungen.

Das sind Muskelübungen, die auf Problemzonen abzielen. Ein Problem, das viele Frauen haben, ist Cellulite im Oberschenkelmund anderen Bereichen. Die folgenden Übungen helfen dagegen.

ÜBUNGEN GEGEN CELLULITE

Sie liegen auf der Seite. Machen Sie 10 Wiederholungen von jeder der folgenden Übungen:
Ziehen Sie Ihre Knie in Richtung Hüften, bis sie einen 90 Grad Winkel bilden. Strecken Sie das obere Bein vor sich aus, wobei Sie die 90 Grad beibehalten.

Heben Sie das Bein langsam bis ca. 1 Meter in die Höhe und senken Sie es wieder. Strecken Sie beide Beine, so dass Ihr Körper eine gerade Linie bildet. Neigen Sie Ihre Hüfte leicht vorwärts. Heben Sie Ihr oberes Bein etwa einen Meter hoch und senken Sie es wieder. Legen Sie das obere Bein vor sich auf den Boden. Bewegen Sie das untere Bein leicht nach vorn und heben Sie es 15-30 cm in die Höhe und senken Sie es wieder.

Wiederholen Sie alle drei Übungen auf der anderen Seite.

Machen Sie auf Ihren Ellbogen und Knien 10 Wiederholungen der folgenden Übungen:
Strecken Sie ein Bein nach hinten aus und setzen Sie die Zehen auf den Boden. Dann heben Sie das Bein Richtung Decke und senken es wieder.

Wechseln sie das Bein.

Heben Sie ein Knie vom Boden an. Strecken Sie die Hacke zurück und hoch, so dass das Bein Richtung Zimmerdecke zeigt und ziehen

Sie dann das Knie wieder zu sich ein. Wechseln Sie das Bein.

In stehender Position machen Sie 10 Wiederholungen der folgenden Übungen:
Stellen Sie die Füße zusammen. Machen Sie einen Ausfallschritt nach vorn.
Berühren Sie den Boden mit der entgegengesetzten Hand. Zurück in Ausgangs-Position. Wechsel auf das andere Bein.
Stellen Sie einen Fuß auf eine Stufe oder einen Gegenstand, der ca. 30-40 cm hoch ist. Steigen Sie mit dem anderen Fuß langsam auch auf die Stufe und wieder herunter. Wechseln Sie das Bein.

TÄGLICHE BEWEGUNG

Übungen sind gut für Ihr Trainingsprogramm, weil sie lasche Muskeln stärken und gleichzeitig Fett verbrennen. Aber noch besser zur Fettvernichtung sind aerobe Übungen. Eine großartige Möglichkeit für aerobes Training ist Gehen.

Walking ist die einfachste und effektivste Übung, die wir in unserem Trainingsprogramm anwenden können. Aber Sie müssen mehr wissen, als einen Fuß vor den anderen zu setzen, um das meiste herauszuholen. Zuerst müssen Sie die Zeit steigern, die Sie fürs Gehen aufwenden wegen der Art und Weise, wie der Körper Fettreserven gegenüber anderen Reserven auflöst. Wir haben gesagt, dass 30 Minuten Training gut ist für die Fettverbrennung, aber beim Walking müssen Sie es auf 45 Minuten steigern, idealerweise sogar auf eine Stunde.

Möglicherweise ist es Ihnen nicht möglich, eine Stunde Walking in Ihrem vollen Terminkalender unterzubringen, aber versuchen Sie ein paar Tage mit 30 Minuten und ein paar Tage mit einer vollen Stunde. Abwechselnd am besten. Zum Beispiel Montag eine Stunde, Dienstag 30 Minuten usw.

Wenn Sie nur 30 Minuten Zeit haben, dann können Sie die Geschwindigkeit etwas erhöhen. Nur Spazierengehen gibt Ihnen nicht das sauerstoffreiche Training, das Ihr Körper braucht, also legen Sie einen Zahn zu. Aber nicht übertreiben. Wenn Sie sich beim Walking nicht mehr unterhalten können (walk & talk), überanstrengen Sie sich und sollten sich etwas bremsen. Sie können auch Gewichte tragen, wenn Sie walken. Das können normale einfache Gewichte sein oder Sie nehmen einfach 2 Flaschen Wasser mit. Halten Sie die Flaschen in den Händen anstelle der Walkingstöcke. und bewegen Sie die Arme vor und zurück beim Schreiten. Das zusätzliche Gewicht bringt auch Ihre Arme in Form. Ein zusätzlicher Vorteil!

Wenn Sie draußen unterwegs sind, vielleicht in Ihrer Nachbarschaft, bringen Sie einen Walkman oder iPod mit und spielen Sie flotte Musik. Das ist nicht nur unterhaltsam, es hält Sie auch in Schwung!

Und denken Sie daran, dass jede Bewegung gut für Sie ist, auch der Fußmarsch zum Geschäft!

ANDERE ÜBUNGSFORMEN

Es gibt viele Möglichkeiten, Übungen in Ihr Leben einzubinden. Überall und bei allen Gelegenheiten können Sie trainieren. Mit Kindern zu spielen, ist beispielsweise solch eine tolle Möglichkeit. Wenn Sie zu Boden gehen und Pferdchen spielen, geben Sie sich eine Menge Training und für die Kinder ist es ein Riesenspaß!

Kicken Sie einen Ball im Hinterhof herum und jagen Sie ihm hinterher! Hüpfen Sie auf einem Trampolin oder spielen Sie einfach Fangen! Solche Aktivitäten bringen Ihnen nicht nur physische Vorteile, sondern erinnern Sie auch an die Freuden der Kindheit und zaubern ein echtes Lächeln auf Ihr Gesicht!

Bei der Arbeit nehmen Sie die Treppe statt des Aufzugs. Parken Sie auf einem Parkplatz oder in einem Parkhaus so weit weg vom Ausgang wie möglich, damit Sie weitergehen müssen. Nutzen Sie Ihre Fantasie und Sie finden fast überall Möglichkeiten zu trainieren!

Viele Leute lieben es, in ein Fitness-Studio zu gehen und sich mit schwitzenden Menschen zu umgeben, die Gewichte stemmen. Wenn Sie das unbedingt mögen, dann tun Sie es. Krafttraining bietet die Möglichkeit, Ihren Körper zu formen, indem Sie die Muskeln härter arbeiten lassen, als sie es normalerweise gewohnt sind. Wir empfehlen aber, dass Sie sich Rat holen von jemand, der im Fitnessstudio arbeitet, wie z.B. ein Trainer oder der Inhaber, um Ihnen Übungen zum Beginnen zu geben. Diese sind Experten auf ihrem Gebiet und wissen, was geht, wenn jemand gerade erst mit Krafttraining begonnen hat. Sie können Sie auch führen, wenn es für Sie Zeit ist die Übungen zu steigern.

Aerobic Klassen sind auch eine sehr gute Methode, ein tolles Training zu erhalten. Sie finden solche Angebote in vielen Orten, aber meistens in Fitness-Studios und Turnhallen. Diese Kurse kosten Geld, aber sie mögen es durchaus wert sein wegen der Kameradschaft, die sich entwickelt!

Wir empfehlen auch dringend Wasser - Aerobic. Sich im Wasser bewegen hat so viele Vorzüge. Sie haben weniger Belastungen in den Gelenken und der natürliche Wasserwiderstand bearbeitet Ihre Muskeln besser als jeder Kurs an Land. Wasser - Aerobic kann von einfach jedem gemacht werden Jung und Alt gleichermaßen. Es ist eine gute Möglichkeit, das Training zu intensivieren und zudem haben Sie nicht das Problem des exzessiven Schwitzens, das die meisten von uns hassen!

Viele Leute, die Hollywood Elite eingeschlossen, befürwortet die Pilates - Methode als sehr effektive Abnehme - Methode. Sie wurde schon im frühen 20. Jahrhundert entwickelt, ist aber erst jetzt weltweit populär geworden.

Pilates ist mehr als ein Übungen-Programm, es basiert vielmehr auf vielen verschiedenen Anschauungen und enthält Elemente aus Yoga, Akrobatik, Stretching und anderem. Außerdem konzentriert sich die Pilates - Methode auch sehr auf den Geist als Trainingswerkzeug. Wir können Ihnen hier nicht explizit erklären, wie

Pilates funktioniert, weil es eine sehr ganzheitliche Methode ist. Es gibt viele Infos und Hilfen, wenn Sie glauben, dass dieses Programm das richtige für Sie ist. Schauen Sie im Internet nach Webseiten, Videos und Kursen in Ihrer Umgebung. Sobald Sie die Grundzüge gelernt haben, können Sie sie zuhause selbst durchführen!

Nun wissen wir Bescheid über Übungen zum Abnehmen, aber lassen Sie uns nun zurückkehren zu der wichtigsten Hürde der Nahrung!

LERNEN SIE KALORIEN ZU ZÄHLEN

Viele denken, wenn sie beschlossen haben abzunehmen, müssen sie jede einzelne Kalorie zählen, die über ihre Lippen geht. Das ist absolut nicht notwendig. In der Tat, das wird schnell langweilig und ist mit einem Grund aufzugeben.

Aber wie wissen Sie, wie viele Kalorien Sie im Laufe eines Tages zu sich genommen haben? Schätzen! Zählen Sie Portionen statt einzelne Kalorien. So funktioniert effektive Mahlzeitenplanung!

Wenn Sie ungefähr wissen, wie viele Kalorien eine Brotscheibe und 50 Gramm Thunfisch haben, dann haben Sie auch eine generelle Vorstellung wie viele Kalorien Sie konsumieren, wenn Sie ein Thunfisch-Sandwich essen.

Wenn Sie darauf bestehen, alle Kalorien zu verfolgen, dann müssen Sie fleißig Etiketten lesen und nur die Portionen essen, die diese vorgeben. Außerdem müssen Sie immer ein Notizbuch bei sich haben, um zu notieren, was Sie gegessen haben, damit Sie den Kalorienwert ermitteln können.

Eine viel leichtere Methode ist dagegen eine Tabelle zu erstellen, die Ihre geplanten Mahlzeiten mit dem dazu gehörigen Kalorienwert enthält. Stellen Sie sicher, dass Sie auch andere Einzelheiten berücksichtigen wie Proteingehalt, Kohlenhydrate und Gramm Angaben von Fett. Hängen Sie sich diese Liste am besten an den Kühlschrank für Ihre Motivation.

Fast alle abgepackten Lebensmittel enthalten Informationen über den Kaloriengehalt, was aber ist mit Obst und Gemüse, das Sie verzehren? Vielleicht sollten wir Ihnen eine Vorstellung geben:

Lebensmittel	Portion	Kalorien
Apfel	1 mittelgroß	125
Ananas	1 Tasse	75
Avocado	1	305
Banane	1	105
Birne	1	100
Bratkartoffeln	1	220
Broccoli	1 Tasse	45
Brombeeren	1 Tasse	75
Ei, gebraten	1 Ei	90
Ei, hart gekocht	1 Ei	75
Erdbeeren	1 Becher	45
Erdnüsse, gesalzen	1 Tasse	71
Flunder, gebacken	100 g	130
Grapefruit	½ Frucht	40
Gurke	6 Scheiben	5
Hühnerbrust frittiert	100 g	280
Karotten	1	30
Kirschen	10	50
Kohl	1 Tasse	30
Kopfsalat	1 Tasse	5
Krabben	1 Tasse	135
Lachs, geräuchert	100 g	160
Lammkotelett, gebr.	100 g	260
Lammbein, gebr.	100 g	230
Mais	1 Kolben	85
Mandarine	1	35
Nektarine	1	65
Okra, gekocht	8 Schoten	25
Omelette	1 Ei	100
Orange	1	60
Paprika	1	15

Lebensmittel	Portion	Kalorien
Pfirsich	1	35
Pilze	1 Tasse	20
Pistazien	30 g	165
Pute, gebraten	1 Tasse	240
Rind, Filet	100 g	260
Rind, Hackfleisch gebraten	100 g	250
Rind,Roast Beef, mager	100 g	220
Rosinen	1 Tasse	435
Schweinekotelett gebr	100 g	180
Schweinekotelett, frittiert	100 g	370
Schweineschinken, gebraten	100 g	270
Schweinespeck	3 Scheiben	110
Sellerie	1 Stengel	5
Spargel	4 Stangen	15
Spinat	1 Schale	10
Süßkartoffel, gebacken	1 Stk.	115
Tomate	1	25
Walnüsse	1 Tasse	770
Wassermelone	½ Melone	95
Wurst, Schwein	1 Ring	50

Natürlich ist das nur eine unvollständige Liste für den Anfang. Wie Sie sehen können, sind Obst und Gemüse relativ kalorienarm und können helfen, sich satt zu fühlen, ohne viele

Kalorien zu verzehren. Sie müssen weniger Kalorien zu sich nehmen, als Sie verbrennen, um Gewicht zu verlieren. Bedenken Sie das immer, wenn Sie Ihre Mahlzeiten planen. Und wir können es nicht oft genug betonen: Lesen Sie die Etiketten und beachten Sie die Portionsgrößen! Auf diese Weise haben ernähren Sie sich automatisch besser.

Bambus stillt Heißhunger

Wichtig für alle Naschkatzen die mit ihren Lastern ein Gewichtsproblem haben, Baumbustee kann dazu beitragen, Heißhungerattacken als auch die Lust auf Süßigkeiten zu verringern.

Zu Beginn das wichtigste was Sie über Bambus wissen sollten, Bambus ist eine Tribus von Süßgräsern aus der Unterfamilie der Baumbusgewächsen mit zahlreichen Arten. Der Bambus ist eine Pflanze des energetischen Gleichgewichts, so wird die Keimzeit des Bambus als Yin-Phase als auch das Höhenwachstum als Yang-Phase bezeichnet. Es gibt sehr viele, verschiedene Arten und Größen. Weltweit bedeckt Bambus eine Fläche von ca. 37 Millionen Hektar, davon sechs Millionen in China, neun Millionen in Indien.

Verwendung: Bambus ist ein bedeutender, schnell nachwachsender Rohstoff. Viele wissen überhaupt nicht das Bambus - Silicium den Körper unterstützt und viel Verbesserung bringt, zum Beispiel bei der Knochenentwicklung, als auch der Einlagerung von Calcium in die Knochen (beugt Osteoporose vor). Silicium verhilft zusammen mit Calcium die Knochen zu festigen, des Weiteren unterstützt es das Wachstum von kräftigem Haar und festen Fingernägeln.

In den USA als auch Kanada und im asiatischen Raum wird Bambus für verschiedene Nahrungsmittel genutzt, auch in Fruchtsäften sowohl in Soßen, Gewürzen, und Backwaren. Als Lebensmittel werden die jungen Schösslinge des Bambusrohrs als Gemüse genossen. Wichtig, das zu wissen, denn die Schösslinge enthalten ein Toxin Blausäureglykosid, die erst durchs Kochen verdampften, ebenso auch die enthaltenen Bitterstoffe werden durch Kochen zerstört. Das käferähnliche Korn des Bambus ist essbar. Tee enthält vor allem Kohlenhydrate, Ballaststoffe, Proteine, Fette, Mineralstoffe als auch Vitamine, vorzubeugend gegen Migräne.

Bio-Bambustee: Bambusblätter werden zu 100% aus naturreinem Wildwuchs gewonnen es sind keine Reizstoffe enthalten, sodass es sogar für Kinder sehr bekömmlich ist, selbst am späten Abend lässt er ruhig schlafen. Des Weiteren ist der Baumbustee überaus gesund. Er enthält reichlich Kieselsäure, Kalzium, Eisen als auch Magnesium er versorgt den Körper mit allen wichtigen Mineralien und Spurenelementen.

Er schützt auch die Zellen und senkt den Cholesterinspiegel und enthält Antioxidantien. Weitere Vorteile vom Baumbustee: er entwässernd, er fördert die Verdauung, schmeckt auch ungesüßt, auch für Diabetiker geeignet.

Nicht nur Tee wird aus Bambus gewonnen, sondern auch köstlicher Kaffee. Das ist für den Asiaten nichts Neues, sondern ein normales Getränk. Wissenswert ist auch das der Bambuskaffee einen pH-Wert von 7,5 hat, liegt damit also im basischen Bereich und enthält auch kein Koffein. Normaler Bohnenkaffee liegt zwischen 3 und 5, im sauren Bereich. Selbst Kinder können diesen Kaffeeersatz trinken

Ergebnis einer Studie: Von den Bambus blättern im Tee freigelassenen Antioxidantien schützen die Zellen im Körper. Gleichzeitig wirkt der Tee antibakteriell, und fördert auch ebenso die Verdauung. Die Blätter haben reichlich Fruchtzucker, Kalium als auch Vitamin C, er geeignet sich perfekt für Diabetiker und für Kinder. Und noch ein weiterer positiver Punkte: Bambusblätter sind günstig für die Haut und stärkt das Bindegewebe.

Wichtig für alle Naschkatzen die mit ihren Lastern ein Gewichtsproblem haben, Baumbustee kann dazu beitragen, Heißhungerattacken als auch die Lust auf Süßigkeiten zu verringern.

Kapitel 3 Jetzt oder Nie: Lebensgewohnheiten ändern

Einfach in den Supermarkt gehen, nach Lust und Laune nach Leckereien greifen – es könnte so schön sein. Und doch lauern in den Regalen der riesigen Discounter wahre Dickmacher. Gerade an den Weihnachtstagen verfallen viele den süßen Kalorienbomben und versuchen die überschüssigen Pfunde im Neujahr vergeblich wieder loszuwerden.

Häufig ist das aber gar nicht so einfach, wie uns die meisten Magazine und Ratgeber vorgaukeln. Suchmaschinen, die man zu Rate zieht, sind überfüllt von zahlreichen Tipps, deren Anwendung jedoch meist keine dauerhaft positiven Veränderungen zeigen.

Für strenge Diäten, fehlt uns oft der nötige Wille und das ausreichende Durchhaltevermögen. Diätprodukte, die meist mehr Zucker enthalten als die "Normalversionen" und sogenannte "Wunder-Diätpillen" sind Geldmacher der Industrie- und Handelsketten.

Solche Artikel sind schon lange in Verruf geraten, unter Ärzten wird sogar diskutiert, ob der regelmäßige Konsum Fett – und zuckerreduzierter Lebensmittel sich nicht schädlich auf unsere Gesundheit auswirkt.

Mit ein paar einfachen Tricks sollten die Kilos doch schnell wieder purzeln. Zucker meiden, Enzyme essen, vor dem Essen kaltes Wasser trinken – jedoch entpuppen sich solche Geheimtipps oft als Schwindel.

Die richtige Einstellung

Es ist leichter gesagt als getan. Die meisten erproben sich an den neuesten Diäten doch trotz Anstrengungen, wollen die Funde nicht fallen.

Um den ersehnten Traumkörper allerdings doch zu erreichen, muss vor allem eins gegeben sein: **Eine positive Einstellung.**

Langfristige Diäten und Änderung der Lebensgewohnheiten sind nur mit einem starken Willen möglich.

Die Werbung, die reiche Auswahl in Supermärkten, der Geruch nach fettigem Essen beim Schlendern in den Straßen um die Mittagszeit, all das erleichtert uns den Verzicht auf deftiges natürlich nicht gerade.

An dieser Stelle will ich Ihnen einen Tipp geben. Um den Vorsatz der Kohlenhydratreduzierung einzuhalten, empfehle ich eine abendliche Stunde Hypnose. Diese muss nicht unbedingt mit Abnehmen zusammenhängen, denn meist verbirgt sich hinter den auf den ersten Blick kostenlosen Hörproben, heimlich versteckte Kostenfallen. Einfache Hypnose-Hörspiele findet man zum Beispiel auf YouTube und Google. Mithilfe dieser Geisterweiterung ist es nun möglich, den Stress und die Gedanken des Alltags abzuschalten und auszublenden. Studien haben ergeben, dass Stresssituation häufig ein Auslöser von Übergewicht und spontaner Fressattacken sind. Wird dieser störende Pol nun ausgeschaltet, ist es uns erstmals möglich, unser Leben neu umzukrempeln und somit auch unsere Essgewohnheiten dauerhaft umzustellen.

Eine Empfehlung des Stressabbaus sind wöchentliche Saunagänge.

Das Schwitzen fördert nicht nur die Fettverbrennung, sondern sorgt auch für eine gründliche Reinigung der Giftstoffeinlagerungen in unserem Körper.

Kaltes Abduschen nach dem Saunabesuch fördert die Durchblutung und sorgt ebenfalls für eine schnellere Fettverbrennung.

Um das von ihnen gewünschte Ziel zu erreichen, sollte ihnen bewusst sein, dass sie einen langen Weg vor sich haben. Abnehmen von heute auf morgen ist leider nicht möglich, auch wenn das gerne versprochen wird.

Sollten sich nicht direkt in den ersten Tagen Veränderungen zeigen, geben sie nicht auf und verlieren Sie nicht den Willen. Wenn sie durchhalten, werden sich kleinere Fettpölsterchen bald als Geschichte herausstellen. Lassen sie sich nicht von der Werbung beeinflussen und gehen sie verführenden Kalorienbomben aus dem Weg. Wenn sie die Schritte dieses Buches beachten, steht einer vorzeigbaren Figur bald nichts mehr im Wege. Durch genaue Befolgung dieser Schritte, kann der Vorgang beschleunigt werden.

Zur richtigen Einstellung gehört auch der positive Glaube an sich selbst. Der Glaube, dass Sie es wirklich schaffen wollen!

Ohne das nötige Selbstvertrauen sind wir nicht in der Lage, die Leistungen zu erbringen, die wir von uns erwarten. Bevor wir etwas tun, sollten wir uns dessen 100 % sicher sein.

Das Umstellen der Ernährung ist wohl von höchster Priorität und vor allem beginnt es im Kopf. Sind wir auf unser Vorhaben von Beginn an schon negativ gestimmt, ist es fast schon gescheitert.

Um uns ein positives Gefühl zu vermitteln, reicht es schon an wenig positiver Resonanz.

Setzen sie sich kleine Ziele und führen sie Protokoll über ihr Gewicht!

Belohnen sie sich bei erfolgreicher Gewichtsreduzierung mit einer Kleinigkeit und geben sie sich nicht auf, sollten sie Rückschritte machen.

Zusammengefasst kann die Einstellung also wie folgt beeinflusst werden:
• Hypnose und Selbstfindungsphasen
• Saunagänge und Relaxing

- Durchhaltevermögen und Selbstglaube
- Zielsetzung und Belohnung
- Nichtaufgabe bei Rückschritten

Der Start

Das wohl schwerste am Abnehmen ist der Start. Wie fange ich an? Welche Diät ist wirkungsvoll?

Stimmt die Einstellung zur Gewichtsabnahme, fehlt es nur noch an dem richtigen Ansatz.

Viele begehen den Fehler der radikalen Nulldiät und nehmen schlagartig keinerlei mehr Nahrung zu sich. Dies ist jedoch ein komplett falscher Weg. Ein häufiger Fehler, den auch viele begehen, ist das ständige Zählen der Kalorien. Fixieren wir uns nur noch auf Essen und lassen unsere Gedanken um nichts anderes kreisen, so fördern wir damit lediglich das Hungergefühl. Sie sollten versuchen den Gedanken an Essen völlig zu verbannen. Essen sie nur dann, wenn sie wirklich Hunger haben (Ihr Körper meldet sich, wenn er wieder Nahrung benötigt).

Der Beginn einer erfolgreichen Diät startet mit einem selbst erstellten Ernährungsplan. Hier finden sie ein perfekt ausgearbeitetes Beispiel.

Morgens: 1 Scheibe Roggenbrot, fettarmer Quark mit frischem Obst, beliebiger ungesüßter Tee oder Orangensaft.

Mittags: Fleisch mit geringem Fettgehalt, Kartoffeln und Gemüse als Beilage
Abends: Toastbrot oder Knäckebrot mit fettarmer Wurst, Tee oder Saft
Als Snack zwischendurch: frisches Obst, fettarmer Joghurt und Salat
Achten sie dabei auf einen kohlenhydratarmen Ernährungsplan und stillen sie zwischenzeitliches Verlangen nach Süßigkeiten mit Obst oder einem fettarmen Joghurt. Eine Diät mag geplant sein, allerdings reicht schon der Verzicht von Schokolade und Gummibärchen, um die Zahlen auf der Waage dauerhaft runterzuschrauben. Allerdings ist die reine Umstellung der Essensgewohnheiten nicht ausreichend, um die Kilos von alleine zu verlieren. Zu einem durchdachten Ernährungsplan sollten sie also noch ein ausgearbeitetes Fitnessprogramm aufstellen.

Checkliste – Der Start:
sie sind motiviert und ausgeglichen
sie haben einen Ernährungsplan für jeden Tag der Woche aufgestellt
sie sind darauf eingestellt Süßigkeiten und Zucker in nächster Zeit zu meiden
sie haben einen durchdachten Sportplan aufgestellt, den sie regelmäßig einhalten

Sollten alle diese Punkte gegeben sein, steht einer Diät mit garantiertem Erfolg nichts mehr im Wege.

Heimliche Dickmacher

Abends einen Film schauen, dabei gemütlich etwas Süßes knabbern. Gerne greift der Verbraucher im Supermarkt zu den zuckerhaltigen Pausensnacks. Doch was sind die hauptsächlichen Dickmacher?

Knabbern zwischendurch:

"Ich esse kaum und trotzdem nehme ich nicht ab!" Diesen Satz hört man häufiger, doch scheinen sie in Ratlosigkeit zu enden. Viele Menschen essen tatsächlich wenig, allerdings beschränkt sich dies auf die Hauptmahlzeiten. Zwischendurch wird dann doch mal gerne tüchtig zugeschlagen. Hier ein Stücken Kuchen, dort eine Praline, ein kleines Rippchen Schokolade oder auch eine Scheibe Käse – das Naschen zwischendurch gehört zu den wohl größten Kaloriensünden. Den Leckereien während des Fernsehguckens zu verfallen, ist eine schlechte Gewohnheit, die sich jedoch wieder abgewöhnen lässt. Besonders abzuraten ist bunkern von ganzen Süßigkeiten, wie beispielsweise Keksdosen und Schokoladenvorräte. Schnell kommen da mehr Kalorien zusammen, als beim Verzehr der Hauptmahlzeiten.

Strikte Hungerkuren:
Es klingt unglaublich, doch auch Diäten können dick machen. Strikte Hungerkuren sind für positive Anfangserfolge bekannt, allerdings stellt sich der Körper bald auf die geringe Anzahl der am Tag zu erwartenden Kalorienmenge ein und reduziert den Energieverbrauch. Da sich die Abnahme überflüssiger Pfunde so verlangsamt, ist es nach anfänglicher Leichtigkeit schwierig ein langanhaltendes Durchhaltevermögen zu beweisen. An dieser Stelle tritt der sogenannte Jo-Jo-Effekt auf, denn meist verfallen wir nach wenigen Tagen der Nulldiät einer großen Fressattacke. Da der Körper allerdings einige Tage benötigt um von dem Sparflammenmodus wieder umzuschalten, ist er mit der riesigen Menge Essen total überfordert und lagert überschüssiges als Fettgewebe ein. Auch während einer strikten Diät lagert der Körper Fettpölsterchen ein, denn bei radikaler Nahrungsverweigerung schaltet unser Gehirn auf Hungermodus und gibt dem Körper die Information für schlechte Zeiten vorzusorgen.

Zu hohe Erwartungen:
Wer auf die Wunschversprechen der Magazine hofft, wird zeitläufig enttäuscht. Häufige Versprechen der schnellen Fettverbrennung sind meist nur Werbeaktionen von sogenannten Diät- oder Lightprodukten. Öfters fallen anfänglich sogar tatsächlich die ersten Pfunde, dieses sogenannte "fastburning" hat jedoch wenig mit abnehmen zu tun. Bei Reduzierung der Nahrung wird die Salzaufnahme automatisch runtergefahren. Eingelagerte Flüssigkeit wird aus dem Gewebe gespült, jedoch besteht dieser rapide Gewichtverlust großteilig nur aus Wasser. Aus der anfänglichen Freude, wird dann meistens nur Frust.

Essen aus Stress:
Ernährungspsychologen sind sich einig, dass die Wahrscheinlichkeit an Übergewicht zu erkranken, bei Menschen die dauerhaften Stresssituationen ausgesetzt sind, deutlich höher ist. Manchmal ist es ganz schön ungerecht. Wir ackern und arbeiten fleißig, erledigen Hausarbeit und Einkäufe und zu allem Überfluss nimmt man auch noch zu. Doch warum ist das eigentlich so? Die meisten Ernährungsgewohnheiten ändern sich, wenn man unter Stress steht. Stress steigert den Appetit und begünstigt Heißhunger und Fressattacken, außerdem wird

während den Stressphasen das Hormon Cortisol gebildet, welches den Fettzellen veranlasst, reichlich Energie für die Muskeln bereitzustellen. Der Körper bevorzugt nun energiereiche Nahrung, wie Lebensmittel, die mit reichlich Zucker versetzt sind, um die dauerhafte Versorgung sicherzustellen. Ein weiterer Faktor der Gewichtszunahme unter Stress ist wohl unser Kopf. Das Gehirn verbraucht 18 % des Grundumsatzes. Der Grundumsatz ist die Menge, die unser Körper in völligem Ruhezustand verbraucht.

Schlafmangel:
Schlafmangel macht dick! Selbst bei der gleichen Kalorienzufuhr bleiben ausgeschlafene schlanker. Weshalb das so ist, bleibt jedoch umstritten. Einige Wissenschaftler sind der Auffassung, dass sich der Stoffwechsel durch den Schlafmangel verlangsamt und Nachtaktive somit deutlich weniger Kalorien verbrauchen als Langschläfer. Sogenannte „Regenerationsprozesse" fordern während des Schlafes Mengen an Energie. Kurzschläfrigen hingegen fehlt dieser wichtige Faktor der raschen Kalorienabgabe. Sie legen somit schneller an Fettpölsterchen zu. Ein weiterer wichtiger Faktor ist, das der Körper gegen Abend all seine Energie aus den vorhandenen Fettpolstern zieht und außer

einem leichten Abendessen keine weitere Nahrungszufuhr benötigt.

Getränke:

Wer an Pfunden verlieren möchte, sollte viel trinken. Das stimmt so weit, denn reichlich Flüssigkeit im Magen dämpft den Hunger und sorgt dafür, Giftstoffe aus dem Körper zu spülen. Allerdings sollte die zugeführte Flüssigkeit zuckerfrei sein, denn eine Flasche Apfelsaft bzw. Cola, hat rund 400 kcal. Um den faden Geschmack des Wassers etwas zu versüßen, können sie es mit einem Spritzer Zitrone genießbarer machen. Auch zuckerfreier Tee eignet sich prima. Anfangs scheint diese Umstellung gewöhnungsbedürftig, da der Körper an den Geschmack von überzuckerten Limonaden gewöhnt ist, allerdings ist dies nur zeitweilig, da die Geschmacksnerven sich auf Dauer anpassen. Ein weiteres Getränk, dessen reichliche Kalorien allerdings bekannt sind, ist der Alkohol. Schon im Mittelalter wurde dieses Getränk verwendet, um unterernährte Kinder wieder aufzupäppeln. Der Alkohol hatte damals allerdings noch wenige Prozente und führte somit zu keiner stark berauschenden Wirkung. Bier und Wein sind also nicht nur starke Kalorienbomben, sondern regen auch den Appetit an. Sind wir einmal im Rausch, ist es schwierig

festzustellen, wie viele Salzstangen und Käse-
schnittchen jeder von uns vernascht hat. Während einer Diät sollten sie also ihren Alkoholkonsum reduzieren, bzw. sogar völlig abzustel-
len.

Essen in Gesellschaft:
Mittags gemütlich mit dem Freund oder der
Freundin durch die Stadt, hier und da etwas
shoppen und anschließend lecker etwas Essen
gehen. Zum Nachtisch ein süßes Eis, oder einen Vanillestrudel: am liebsten essen wir in
Gesellschaft. Wer sonst alleine Zuhause mal
eine Mahlzeit ausfallen lässt, oder statt einem
deftigen Mittagessen zu einem einfachen Joghurt greift, passt sich in der Gesellschaft oft
den Essverhalten der anderen an. Der häufigste
Umschwung einer Ernährungsgewohnheit wird
durch das Eingehen einer Partnerschaft gefördert. Statt dem einfachen Mittag- und Abendessen wird nun gerne gemeinsam gekocht. Aus
simple gehaltenen Gerichten werden nun häufig deftige Festmahle zubereitet. Es ist schwierig, ein geregeltes Mittelmaß zwischen dem
Essverhalten beider Partner herzustellen. Ist
dieses jedoch gefunden, kann auf eine uner-
wünschte Kilozunahme verzichtet werden.

Um in ihre Diät so wirkungsvoll wie möglich zu halten, sollten sie auf folgende Punkte achten:

- Zwischenmahlzeiten kalorienarm halten
- Strikte Hungerkuren unterlassen
- Erwartungen gering halten
- Stresssituationen vermeiden
- Schlafmangel ausgleichen
- Verzehr von zuckerhaltigen Getränken abstellen
- Alkoholkonsum gering halten
- Mittelmaß zwischen den Essgewohnheiten des Partners/der Partnerin finden

Was sind die größten Diätlügen?

Ananas beschleunigt die Fettverbrennung: Falsch, denn das enthaltene Enzym Bromelain wirkt zwar entzündungshemmend, allerdings fördert es nicht die Fettverbrennung.Der positive Faktor der Ananas liegt also lediglich im hohen Vitamingehalt und den in ihr enthaltenen Mineralien.

Bioprodukte machen schlank: Bioprodukte sind zwar sehr gesund, bei Diäten spielen sie allerdings keine große Rolle. Diese können also außer Acht gelassen werden, denn gesunde Ernährung muss nicht unbedingt auf den Anbau biologischer Produkte basieren.

Margarine statt Butter:
Es heißt, wer abnehmen will, solle als Brotbelag Margarine statt Butter verwenden. Allerdings sind die enthaltenen Kalorien der pflanzlichen Margarine vergleichbar mit tierischen Fetten, somit ändert ihr Konsum also erstmal nichts an der Energiebilanz.

Kein Frühstück bei Diäten:
Das Frühstück gilt als einer der wichtigsten Tagesmahlzeiten und sollte daher NICHT ausgelassen werden. Studien haben sogar ergeben, dass Menschen, die regelmäßig Frühstücken weniger Gewichtsprobleme haben.

Suppenkuren machen schlank:
Wie bei vielen Diäten, ist der Erfolg von sogenannten Suppenkuren nur von kurzer Dauer und gilt als eine umstrittene Diätmethode.

Obst macht nicht dick:
Wer abnehmen will, sollte Obst nur in geregelten Maßen und während der Zwischenmahlzeiten verzehren, denn zu viel Obst bläht den Bauch auf und wird die in ihnen gespeicherte

Kalorienmenge in Form von Fruchtzucker oft
unterschätzt.

**Abführmittel hilft bei der Gewichtsreduzie-
rung:**
Falsch, denn abführende Mittel beeinflussen die
Darmflora und schädigen den Organismus. In
wenigen Fällen mag der Gebrauch von Abführmittel vielleicht zu Gewichtsverlust führen,
jedoch ist dieser Erfolg nur kurzfristig. Auf
Dauer ist von dem schädlichen Magendarmkil-
ler jedoch abzuraten.

Sport gleicht Esssünden aus:
In dieser Mythe steckt Teilwahrheit. Denn wer
abnehmen möchte, kommt ohne regelmäßigen
Sport nicht aus. Für eine Tafel Schokolade,
müsste man allerdings fast eine Stunde lang
joggen oder Fahrrad fahren.

Fressattacken

Jeder kennt sie. Die plötzlichen Heißhungerattacken auf etwas Fettiges oder Süßes. Dieses Verhalten ist in solchen Momenten nicht mehr kontrollierbar und führt schnell zur Fettleibigkeit. Stress, Langeweile, reduzierte Nahrungsaufnahme tagsüber, all diese Punkte können Heißhungerattacken auslösen. Doch wie kann man solche Fressmomente bekämpfen? Mit Heißhungerattacken signalisiert uns der Körper, dass ihm wichtige Nährstoffe fehlen. Heißhunger ist aber nicht nur immer ein Signal für Nährstoffmangel, sondern kann auch auf eine psychische Erkrankung oder eine hormonelle Umstellung zurückzuführen sein. Es ist kaum möglich dem Heißhunger standzuhalten, die Begierde nach süßem oder salzigem ist fast nicht zu zügeln. Wie allseits bekannt schütten Süßigkeiten eine Menge Endorphine aus, gewöhnt sich der Körper also erstmal an die energieliefernde Freude, ist es schwierig sich dem Drang nach dem kalorienreichen Glück wieder zu entziehen. Ein weiterer Faktor für unkontrollierte Lust auf Süßes, kann mit einem niedrigen Blutzuckerspiegel zusammenhängen. Als Blutzucker bezeichnet man die Konzentration von Glukose im Blut. Umso weniger Glukose sich im Blut befindet, desto mehr schreit unser Körper nach den leckeren Naschereien. Um diesen Fressattacken entgegen zu wirken, gilt auch hier wieder ausreichend Schlaf. Außerdem sollte man sich an den Plan der festgelegten Tagesmahlzeiten halten und deren bestimmten Mengen nicht überschreiten. Wer sich dreimal täglich satt ist, zügelt das Risiko ungewollten Heißhungerattacken zu verfallen.

Auch kohlenhydratreiches Essen lässt unseren Appetit auf Süßes steigen. Essen sie lieber sättigendes Eiweiß (enthalten in magerem Fleisch, fettarmen Käse, …).Für schlimme Notsituationen gibt es natürlich auch ein paar kleine Helfer. Schauen sie sich alte Fotos von ihnen an, auf denen sie vielleicht noch ein paar Pfunde weniger haben. Dieser Anblick tut zwar etwas weh, ich garantiere ihnen aber das die Portionen bei der nächsten Mahlzeit kleiner ausfallen werden. Bevor sie das nächste Mal zur Packung Kekse greifen, sollten sie überlegen, was der wahre Grund für ihre Gelüste ist und ob der Verzehr dieser zuckerhaltigen Produkte gerade im Moment von Nöten ist. Heißhunger führt oft zur unkontrollierter Aufnahme riesigen Kalorienmengen. Das Gehirn ist nicht in der Lage, die Fressattacke schnell genug zu stoppen. Zügig werden so Energiemengen von zwei vollwertigen Tagesmahlzeiten erreicht.

So können sie Heißhungerattacken vermeiden:

- Machen sie keine langen Essenspausen
- Sorgen sie für ausreichend Schlaf
- Nehmen sie drei volle Mahlzeiten zu sich
- Halten sie sich an den festgelegten Ernährungsplan
- Lenken sie sich ab, malen, zeichnen, schreiben oder spielen sie etwas.
- Versuchen sie den Gedanken an Essen zu verbannen
- Essen sie nur dann, wenn sie wirklich Hunger haben

Weitere Ursachen für Heißhunger sind:

- Migräne
- Stress
- intensive Emotionen
- bestimmte Medikamente (beispielsweise Psychopharmaka)

Sollte ich einen Arzt konsultieren?

Schwangere und Heranwachsende sollten trotz bekanntem hormonellen Umschwung einen Arzt zu Rate ziehen um eine mögliche Stoffwechselerkrankung auszuschließen. Sie sollten einen Arztbesuch dann zwingend anstreben, wenn sie jeden Tag von Heißhungerattacken geplagt werden und diese nicht kontrollierbar sind. Wenn sich hinter den Fressmomenten psychische Probleme verbergen, scheuen sie sich nicht diese mit professionellen Fachleuten zu besprechen. Über medikamentöse und psychologische Therapien kann der unaufhaltsame Drang das Essen heißhungrig in sich hineinzuschaufeln, deutlich reduziert werden. Sie entscheiden welchen Weg sie gehen. Halten sie durch!

Gesunde Ernährung

Die Ernährung ist einer der wohl wichtigsten Punkte und das Zentrum Ihrer persönlichen Gesundheit.

Denken sie objektiv darüber nach was gesunde Ernährung für sie bedeutet, ohne ihre kulinarischen Vorlieben mit einzubeziehen.

Eine einfache Methode um ein Lebensmittel auf seine Gesundheit zu prüfen, ist es auf die Herstellung zu untersuchen. Gäbe es dieses Lebensmittel auch ohne Hilfe der Industrie, inwieweit wurden Stoffe und Zusätze beigefügt? Um sicherzustellen, dass sie keine ungesunden Produkte zu sich nehmen, sollten sie stets frisch kochen. Kaufen sie Gemüse bei

Bedarf im Supermarkt und bereiten sie es zügig zu, um Vitaminverlust vorzubeugen. Die meisten Vitamine gehen während der Lagerung, dem Waschen und dem Kochen verloren. Von einer gesunden Ernährung spricht man, wenn das Essen bewusst ausgewählt und schonend zubereitet wird. Vollwertige Ernährung besteht zum Großteil aus pflanzlichen Lebensmitteln, die qualitativ hochwertig sind.

Am Tag drei Hauptmahlzeiten und zwei Zwischenmahlzeiten entsprechen dem Optimal, Fertigprodukte sollten dabei gemieden werden. Die Lebensmittelauswahl sollte aus einer vielseitigen, geeigneten Kombination bestehen. Sehr gesund und empfehlenswert ist es, ein Fischgericht für einen Tag der Woche einzuplanen. Als Zwischenmahlzeit eignet sich prima frisches Obst. Es ist nicht nur gesund, sondern versorgt den Körper auch mit den nötigen Vitaminen. Bei der Zubereitung von Lebensmitteln sollten sie darauf achten, hauptsächlich pflanzliche Fette zu benutzen und nur geringfügig zu verwenden. Auf Zucker sollte nicht komplett verzichtet werden, ein kleines Stück Schokolade oder ein Schokoriegel ist erlaubt und schadet dem Körper nicht. Allerdings sollten diese kleinen Leckereien mit Vorsicht genossen werden, denn aus einem einzelnen Keks wird schnell eine ganze Packung. Optimal ist es, wenn unsere Ernährung zu einem Großteil aus Obst und frisch zubereitetem Gemüse besteht. Vollkornprodukte sind nahrhafte Kohlenhydratlieferanten und sehr gesund. Außerdem wirken sie sehr sättigen. Setzen sie Salz sparsam ein und verwenden als Würzmittel lieber frische Kräuter wie Basilikum und Petersilie. Achten sie darauf das ihre Mahlzeiten reichhaltig Mineralien enthalten, doch sollte die nötige Energiemenge dabei nicht überschritten werden.

Das Essen bekannter Fast-Food-Ketten sollte komplett gemieden werden, denn die schnell zubereitete Nahrung ist nicht nur fetthaltig und ungesund, sondern besteht auch aus bereits lang gelagerten Lebensmitteln. Auch der hohe Salzgehalt dieser Gerichte ist nicht gerade gesundheitsfördernd. Studien haben ergeben, dass dauerhafter Fast-Food-Konsum von schweren Leberschäden begleitet ist.

Von Nahrungsergänzungsmitteln wie Vitamintabletten oder ähnlichem sollten sie generell die Finger lassen.

Milchprodukte zwischendurch stärken die Knochen und das Immunsystem, auch auf sie sollte nicht komplett verzichtet werden. Das wichtigste ist die geregelte Menge der Mahlzeiten und sie sorgfältige Auswahl gesunder Lebensmittel.

Zusammengefasst helfen folgende Tipps eine gesunde Ernährung zu führen:

- frisch kochen
- Gemüse bei Bedarf kaufen und schnell verbrauchen
- Nahrung bewusst auswählen und zubereiten
- überwiegend pflanzliche Lebensmittel konsumieren
- drei Haupt – und zwei Zwischenmahlzeiten einplanen
- Fertigprodukte meiden
- Reichlich Obst und Gemüse essen
- Mineralienreiche Lebensmittel wählen
- Essen bekannter Fast-Food-Ketten meiden
- benötige Energiemenge am Tag nicht überschreiten

Bewegung und Sport

Reichlich Bewegung ist ein auschlaggebender
Punkt zur effektiven Gewichtsreduzierung.
Aber warum ist das eigentlich so? Der Grund
ist ganz einfach. Beim Sport wird der Muskelaufbau gefördert und der Stoffwechsel ange-
kurbelt. Beides regt die Fettverbrennung an
und sorgt für schnelleren Kalorienabbau. Sicherlich bereit vielen der Gedanke, einfach so
durch den Wald zu laufen nicht gerade Freude,
dosiert man die Strecken aber anfänglich und
steigt langsam ein, kann Joggen auf Dauer wirklich Spaß machen. Etwas Musik auf die Ohren,
erst einmal ein paar hundert Meter; dann gewöhnt sich der Körper langsam daran etwas zu
leisten.

Nordic Walking ist ebenfalls als ein Ausdauer-
sport zu bezeichnen, ähnlich dem joggen und
laufen, allerdings sind die ausgeführten Bewegungen deutlich gelenkschonender und nicht
nur für übergewichtige, sondern auch für Per-
sonen mit Rücken- und Knieschmerzen geeignet.

Sport im Fitnessstudio: Die modernen Fitness-
studios bieten vielseitige Möglichkeiten des
gezielten Muskeltrainings. Durch die Unterstüt-

zung eines Trainers ist es möglich einen speziell angepassten Trainingsplan aufzustellen, der auf den Beteiligten perfekt zugeschrieben ist. In den meisten Fitnessstudios werden auch Aerobic-Kurse angeboten, deren Frauenbesuchsrate deutlich höher ist wie an den Fitnessgeräten. Aerobic besteht häufig aus verschiedenen Schrittkombinationen und fördert durch die dauerhaften Bewegungen die schnelle Fettverbrennung. Neben der Ausdauer wird so auch die Koordination und die Beweglichkeit gefördert.

Kalorienverbrennen mit Fahrradfahren: Ein wohl beliebtester Sport im Sommer ist das Fahrradfahren. Auch hier kann man die anfängliche kurze Strecke prima langsam steigern und die Muskeln langsam an die Aktivität gewöhnen. Beim Fahrradfahren werden nicht nur die Beine trainiert, sondern auch die Po- und Rückenmuskulatur.

Abnehmen im Wasser: Der Schwimmsport ist so gut wie für jeden geeignet. Der Auftrieb des Wassers sorgt für eine Entlastung der Gelenke und Knochen und die Bewegung sorgt für neuen Antrieb des Herz-Kreislauf-Systems. Bei den Schwimmbewegungen wird die komplette Körpermuskulatur gestärkt und gekräftigt.

Egal für welchen Sport sie sich entscheiden, sie sollten ihn 3-4 Mal die Woche regelmäßig ausführen. Häufig ist es schwierig, sich für die angehende Tätigkeit zu motivieren, sind wir aber erst einmal aktiv dabei, kann es durchaus Spaß machen. Geben sie nicht auf, wenn es nicht von vorne rein so klappt wie sie sich wünschen und sie die gesetzten Ziele nicht sofort erreichen, aller Anfang ist schwer.

Ich bin mir sicher, dass es für jeden Typ Mensch die geeignete Sportart gibt.
Verzweifeln sie nicht, direkt sollten sie in ihren ersten Testgängen kein wohliges Gefühl entwickeln können. Gewöhnen sie ihren Körper langsam an die Intensität. Es ist ratsam, den Sport anfangs langsam und wenig intensiv zu halten und die Dosis langsam hochzuschrauben.

Bodymaßindex (BMI)

Der Bodymaßindex, oder auch Körpermassenindex genannt, ist eine Maßeinheit für die Bewertung des Körpergewichts in Relation zu seiner Körpergröße.
Und so errechnen Sie Ihren Bodymaßindex (BMI):

Beispiel für 1,80 m Körpergröße und 80 kg Gewicht:
1,80 m x 1,80 m = 3,24
80 kg / 3,24 = 24,69
BMI = 24,69
Hier finden sie eine BMI-Wertetabelle, um ihr Gewicht einschätzen zu können. Die Angaben „idealer BMI" beziehen sich auf das Normalgewicht des entsprechenden Alters.

FRAUEN			MÄNNER	
Alter	Idealer BMI		Alter	Idealer BMI
16 - 17	19 - 24		16	19 – 24
18	19 – 24		17 – 18	20 – 25
19 - 24	19 – 24		19- 24	21 – 26
25 - 34	20 – 25		25 – 34	22 – 27
35 - 44	21 – 26		35 – 54	23 – 28
45 - 54	22 – 27		55 – 64	24 – 29
55 – 64	23 – 28		65 – 90	25 - 30
65 – 90	25 – 30			

Laut der Weltgesundheits-Organisation (WHO) liegen alle BMI Werte zwischen 18,5 und 24,99 im Normalbereich. Der BMI ist nach wie vor eine häufig genutzte Messgröße, um das Körpergewicht zu beurteilen und ermöglicht eine schnell Einschätzung des Körpergewichts. Dennoch will ich hier darauf hinweisen, dass einige Faktoren nicht berücksichtigt werden. Die Statur und das Verhältnis von Fett- und Muskelmasse spielen beim BMI keine Rolle.

Was bedeutet das genau? Wenn man viel Sport betreibt und Muskelmasse aufbaut, kann das Ergebnis verfälscht werden. Das liegt daran, dass man durch Muskelaufbau zwar an Gewicht zunimmt, nicht aber an Fettmasse. Muskeln sind schwerer als Fett. In diesem Fall ist der BMI automatisch höher.

Süßes mal anders

Lust auf Süßigkeiten, doch kein Interesse an überschüssigem Fett? Hier finden sie ein paar leckere, gesunde Naschereien.

Bratäpfel: 250 ml fettarmen Joghurt mit etwas Zimt und Rosinen anrühren und über den gebratenen Apfel geben

Obstsalat: mit frischen Äpfeln, Mandarinen, Nüssen und Trauben

Gurkensnacks: fein geschnittene Gurkenstreifen mit etwas Zaziki-Dip

Mandarinenquark : Fettarmer Magerquark mit Mandarinen und einem Spritzer Zitronensaft

Frischer Fruchtkompott: Früchte mit einer Brise Zucker mischen, zerkleinern, ziehen lassen, Saft abgießen und aufkochen.
Probieren sie doch selbst einmal ein paar neue Rezepte aus und versuchen sie sich an einfachen Kreationen.

Der Jo-Jo-Effekt

Diäten können dem Körper gehörig zu schaffen machen. Bereits drei bis vier Wochen Diät kann das ganze System im Körper deutlich durcheinanderbringen. Wenn wir die Diäten beenden und sich das Normalessen wiedereinstellt, verfallen wir oft dem Jo-Jo-Effekt. Ärgerlich, denn so war der wochenlange Verzicht auf Süßes umsonst. Nach Abschließen einer Diät sollten wir den Körper langsam wieder an die normale Energiemenge gewöhnen, denn während einer langfristigen Diät schaltet der Körper auf Sparflamme und verbraucht weniger Kalorien. Da es nach einer Diät einige Zeit dauert, bis sich der Stoffwechsel wieder normalisiert sollten sie die Portionierungen ihrer Mahlzeiten gering halten.

Der Jo-Jo-Effekt tritt unerwünscht auf und die durch ihn zugenommenen Kilos sind meist wieder der Auslöser für die nächste Diät. So dreht man sich im Kreis und dauerhafte Misserfolge führen zu Demotivation.

Doch was kann man tun um den Jo-Jo-Effekt vorzubeugen?

Ernährungspsychologen haben sich präzise mit diesem Phänomen beschäftigt und untersucht wie es dazu kommt. Wer nach einer Diät nicht wieder an Gewicht zulegen will, sollte viel eiweißreiche Nahrung essen und Fett- und stärkehaltige Produkte vermeiden. Ein besonderer Wert spielt insbesondere für die Wissenschaft eine große Rolle: der glykämische Index (GI). Speisen mit einem hohen GI wie zuckerhaltige Leckereien, lassen die Blutzuckerwerte rapide ansteigen. Der Körper schüttet nun hohe Mengen Insulin aus, welche dem Hirn zwar vorerst Sättigung vorgaukeln, sorgt aber auch dafür, dass der Zucker sofort in der Leber gespeichert wird. Die Folge dessen ist ein starkes Heißhungergefühl. Kartoffelpüree beispielsweise hat einen hohen GI, während Vollkornbrot dagegen einen niedrigen aufweist.

Ein einfacher Weg, den Jo-Jo-Effekt zu umgehen, ist die Form der langsamen Diät. So ist es dem Körper möglich, noch mit ausreichend Energie versorgt zu werden und nur geringfügig Eiweiß abzubauen. Haben sie ihr Wunschgewicht erreicht, dann ist es wichtig nicht in alte Gewohnheiten zurückzufallen, da der Jo-Jo-Effekt sonst sofort einsetzt.

Vergessen sie den Sport nicht während der Diät! Treiben Sie weiterhin wie gewohnt sportliche Aktivitäten, so bleibt der Stoffwechsel angeregt. Konkret heißt das also, dass der Körper nach einer Diätphase weniger Nahrung benötigt als davor. Die Gewichtszunahme nach einem reichhaltigen Essen ist also deutlich höher, wie vor der Diät.

Es ist durchaus möglich, dass nach einer Diät erreichte Wunschgewicht zu halten, wenn man die nötige Disziplin aufbringt. Natürlich kann hier und da auch einmal deftig gegessen, oder zu etwas Süßem gelangt werden, jedoch sollte sich dieses in Grenzen halten und nicht ausschweifen. Essen sie nach Diätabschluss nicht direkt die zuvor gewohnten Mengen, sondern fahren sie die tägliche Energiemenge langsam an.

Schokoladentage

Muss ich komplett auf Süßes verzichten? - Nein. Solange sich der Konsum zuckerhaltiger Lebensmittel in Grenzen hält ist Schokolade keine böse Sünde. Erst der übermäßige Konsum dieser Naschereien sorgt für ungewollte Fettpölsterchen. Wer trotz der kleinen Portion an Schokolade auch hier noch an Kalorien sparen möchte, sollte zur dunklen Tafel greifen, denn die stark kakaohaltige Leckerei hat weniger Zucker als die gern verzehrte Vollmilch-Version. Eine weitere Empfehlung meinerseits ist der Griff zu kleinen Schokoladentafeln. Lagern sie nicht allzu viele Süßigkeiten zu Hause, sondern kaufen sie die Leckereien nur beschränkt ein.

Wer sich gesund ernährt und ausreichend Sport treibt, muss nicht auf etwas Süßes zwischendurch verzichten. Wenn sie die einzelnen Tipps dieses Buches verfolgen, steht ihrem geplanten Wunschgewicht nichts mehr im Wege. Nehmen sie sich Zeit. Geben sie nicht auf. Lesen sie immer und immer wieder nach und halten sie sich an die genannten Punkte. Trinken sie reichlich und kochen sie gesund und frisch.

Verzehren sie Obst und Gemüse in den Zwischenmahlzeiten und arbeiten sie auf eine ausgeglichene Lebensweise hin. Untersuchen sie ihr Essverhalten und stellen sie einen geeigneten Ernährungsplan auf. Wenn sie sich an alles halten, kann nichts mehr schiefgehen. Ich hoffe, diese Tipps helfen ihnen, ihr Gewicht in den Griff zu bekommen um Ihre Wunschfigur zu erhalten. Ich wünsche ihnen viel Erfolg und ein starkes Durchhaltevermögen, welches sie sicher zu ihrem Wunschgewicht führt.

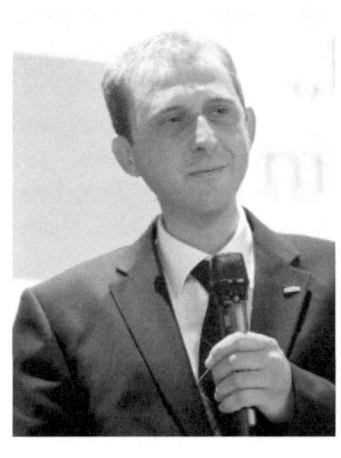 Franz Habegger, 1969 in Österreich geboren ist hauptberuflich selbständiger Programmierer, Mediendesigner und Autor.

Im Jahr 2007 habe ich meinen "sicheren" Job als Beamter an den Nagel gehängt und mich Vollzeit meiner Selbständigkeit gewidmet. Es folgten Erstellung von Internetseiten, grafische Gestaltung für Web und Druck. Im Zuge meiner langjährigen Tätigkeit habe ich auch schon viele Sachthemen in entsprechenden Zeitschriften, Magazinen und im Internet veröffentlicht. Als Redakteur eines Kundenmagazins war ich über 5 Jahre Hauptverantwortlicher über Themen, Gestaltung und Inhaltsaufbereitung.

"Das interessante an Sachthemen ist", so Franz Habegger, "sich in bisher Unbekanntes einzulesen, zu recherchieren und das gesammelte Wissen verständlich und informativ an die Leser zu bringen."

Als Programmierer habe ich im Jahr 2010 eine Windowssoftware erstellt, welche bis heute mehrmals an den Stand der Technik angepasst wurde und sich seither großer Beliebtheit erfreut. www.webpaper.at

Auch viele Auftragsarbeiten hinsichtlich Programmierung wurden in den Jahren meiner selbständigen Tätigkeit durchgeführt. Zumeist handelte es sich dabei um Programme, welche im Intranet und Internet - Betriebssystem unabhängig - laufen.

Kreative Ideen umsetzen, sei es mit Grafiken, Programmierung oder Texten, ist mein Leben. Geht nicht gibt's nicht, ist mein Motto.

Mehr zum Autor finden Sie online unter:
www.franzhabegger.at

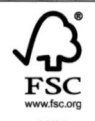

FSC
www.fsc.org

MIX

Papier aus ver-
antwortungsvollen
Quellen
Paper from
responsible sources

FSC® C105338